国家卫生健康委员会“十四五”规划教材
全国中等卫生职业教育教材

供口腔修复工艺专业用　　第4版

口腔工艺材料应用

主　编　马冬梅

副主编　任　旭　郭建康

编　者（以姓氏笔画为序）

马冬梅（开封大学医学部）
王天雪（开封大学医学部）（兼编写秘书）
任　旭（黑龙江护理高等专科学校）
张　晶（呼伦贝尔市卫生学校）
陆　睿（南宁市卫生学校）
郭建康（河南护理职业学院）

人民卫生出版社
·北　京·

图书在版编目（CIP）数据

口腔工艺材料应用/马冬梅主编. —4 版. —北京：人民卫生出版社，2022. 6（2024.11重印）
ISBN 978-7-117-32979-8

Ⅰ. ①口… Ⅱ. ①马… Ⅲ. ①口腔科材料-医学院校-教材 Ⅳ. ①R783. 1

中国版本图书馆 CIP 数据核字（2022）第 046914 号

人卫智网	www. ipmph. com	医学教育、学术、考试、健康，购书智慧智能综合服务平台
人卫官网	www. pmph. com	人卫官方资讯发布平台

口腔工艺材料应用
Kouqiang Gongyi Cailiao Yingyong
第 4 版

主　　编：马冬梅
出版发行：人民卫生出版社（中继线 010-59780011）
地　　址：北京市朝阳区潘家园南里 19 号
邮　　编：100021
E - mail：pmph @ pmph. com
购书热线：010-59787592　010-59787584　010-65264830
印　　刷：三河市尚艺印装有限公司
经　　销：新华书店
开　　本：850×1168　1/16　印张：8. 5　插页：4
字　　数：181 千字
版　　次：2002 年 7 月第 1 版　2022 年 6 月第 4 版
印　　次：2024 年11月第 6 次印刷
标准书号：ISBN 978-7-117-32979-8
定　　价：36. 00 元
打击盗版举报电话：010 - 59787491　E - mail：WQ @ pmph.com
质量问题联系电话：010 - 59787234　E - mail：zhiliang @ pmph.com
数字融合服务电话：4001118166　E - mail：zengzhi @ pmph.com

出版说明

为全面贯彻党的十九大和十九届历次全会精神，依据中共中央办公厅、国务院办公厅《关于推动现代职业教育高质量发展的意见》的要求，更好地服务于现代卫生职业教育高质量发展的需求，适应党和国家对口腔修复工艺技术职业人才的需求，贯彻《"党的领导"相关内容进大中小学课程教材指南》文件精神，全面贯彻习近平总书记关于学生近视问题的重要指示批示精神，全面落实国家标准《儿童青少年学习用品近视防控卫生要求》（GB 40070—2021）要求，人民卫生出版社在教育部、国家卫生健康委员会的指导和支持下，启动全国中等职业学校口腔修复工艺专业第四轮规划教材修订工作。

本轮教材全面按照新国家标准《儿童青少年学习用品近视防控卫生要求》（GB 40070—2021）进行排版和印刷：正文排版用字从上版的 5 号宋体字调整为小 4 号宋体字，行空从 2.0mm 调整为 3.0mm；内文纸张采用定量 70.0g/m^2 的胶版纸和 80.0g/m^2 的铜版纸，高于新国标要求；其他指标如纸张亮度、印刷实地密度、套印误差均达到新国标要求，更利于学生健康用眼、健康学习。

本轮口腔修复工艺专业规划教材修订工作于 2021 年底启动。全套教材品种、每本教材章节保持不变。人民卫生出版社依照最新学术出版规范，对部分科技名词、表格形式、参考文献著录格式等进行了修正，并且根据主编调研意见进行了其他修改完善。

本次修订时间较短，限于水平，还存在疏漏之处，恳请广大读者多提宝贵意见。

口腔修复工艺专业第三轮规划教材编写说明

2015年，教育部正式公布《中等职业学校口腔修复工艺专业教学标准》(以下简称《标准》)，目标是面向医疗卫生机构口腔科、口腔专科医院(门诊)、义齿加工机构、口腔医疗设备与材料销售企业等，培养从事义齿修复、加工，矫治器制作及相关产品销售与管理等工作，德智体美劳全面发展的高素质劳动者和技能型人才。为了进一步适应卫生职业教育改革，符合人才培养的需要，并与《标准》匹配，推动我国口腔修复工艺职业教育规范、全面、创新性发展，不断汲取各院校教学实践中的成功经验，体现教学改革成果，在国家卫生和计划生育委员会以及全国卫生职业教育教学指导委员会指导下，人民卫生出版社经过一年多广泛的调研论证，规划并启动了全国中等职业学校口腔修复工艺专业第三轮规划教材修订工作。

本轮口腔修复工艺专业规划教材与《标准》课程结构对应，设置专业核心课。专业核心课程教材与《标准》一致，共10种，包括《口腔解剖与牙雕刻技术》《口腔生理学基础》《口腔组织及病理学基础》《口腔疾病概要》《口腔工艺材料应用》《口腔工艺设备使用与养护》《口腔医学美学基础》《口腔固定修复工艺技术》《可摘义齿修复工艺技术》《口腔正畸工艺技术》。编写得到了广大口腔专业中高职院校的支持，涵盖了28个省、自治区、直辖市，30所院校及企业，共约90位专家、教师参与编写，充分体现了教材覆盖范围的广泛性，以及校企结合、工学结合的理念。

本套教材编写力求贯彻以学生为中心、适应岗位需求、服务于实践的理念，尽可能贴近实际工作流程进行编写，教材中设置了学习目标、病例/案例、小结、练习题、实训/实验指导等模块。同时，为适应教学信息化发展趋势，本套教材增加了网络增值服务。中高职衔接的相关内容列入小知识中，以达到做中学、学以致用的目的。同时为方便学生复习考试，部分教材增加考点提示，以提高学生的复习效率和考试能力。

第3版前言

《口腔工艺技术材料学基础》自2002年首次出版以来，始终坚持以就业为导向，以能力为本位，以发展技能为核心的职业教育理念。前两版教材在我国中等职业教育口腔修复工艺专业的教学中发挥了非常重要的作用。

近年来，随着材料科学、计算机科学与技术的发展，口腔修复工艺技术发生了巨大的改变。计算机辅助设计（CAD）和计算机辅助制作（CAM）技术在口腔材料加工成形的广泛应用，使得口腔临床上出现了能为患者快速修复牙体缺损、牙列缺损的，适用于上述加工方法的材料。及时补充相关新材料的内容，以适应口腔修复工艺专业发展的需求，是此次教材编写的一项重要内容。

《口腔工艺材料应用》（第3版）在上版基础上进行了修改、完善。在编写过程中，坚持"三基、五性、三特定"的基本原则，按照《中等职业学校口腔修复工艺专业教学标准》对教材进行编写，注重学生实践及工作能力的培养，力争实现教材内容与职业岗位能力"零距离"对接。

全书约20万字，共分为8章，包括绪论、印模材料、模型材料、聚合物、口腔金属材料、铸造包埋材料、口腔陶瓷材料及口腔辅助材料。书后附有实训指导及教学大纲。在每章内容之前设置学习要点，章后设有小结、练习题，使学生学习时目标明确，学习后能及时测评掌握知识的情况。在教材内容中设计小知识，形成外延，提高学生的学习兴趣。在编写内容上，结合口腔修复工职业技能鉴定考试基本要求，突出口腔修复工艺专业特色，在注重理论学习的同时，更重视加强实际操作能力的训练。通过网络增值服务辅助拓展教材内容。通过课程的学习使学生掌握口腔修复工艺常用材料的种类、性能、用途和用法，能合理选择并正确使用各种修复材料进行口腔修复体和矫治器的制作。

本教材在编写过程中，得到了编者所在学校的大力支持，特此致谢！

由于时间及水平所限，教材中难免会有不妥之处，恳请广大师生和读者提出宝贵意见，共同探讨，以便再版教材能更加完善。

马冬梅

2015年9月

目　录

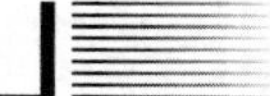

第一章　绪　　论

学习目标

1. 掌握:口腔工艺材料的分类。
2. 熟悉:口腔工艺材料应用的定义;口腔工艺材料的性能。
3. 了解:口腔工艺材料应用的内容及发展简史。

第一节　概　　述

一、口腔工艺材料应用的内容及发展简史

在口腔修复治疗过程中,会应用各种口腔工艺材料。修复治疗的效果,很大程度上依赖于各种口腔工艺材料的性能。

口腔工艺材料应用是口腔修复工艺专业的主要课程之一,主要介绍口腔工艺常用材料的种类、性能、用途及使用方法。其内容包括印模材料、模型材料、聚合物、口腔金属材料、铸造包埋材料、口腔陶瓷材料及口腔辅助材料等。

口腔工艺材料的应用,早在公元前就已经开始。公元前700年—公元前500年,开始用黄金制造牙冠及桥体。1728年Pierre Fauchard出版了口腔医学专著,其中包括用象牙制作义齿基托的内容,被视为现代口腔医学的开端。19世纪瓷嵌体问世,硫化橡胶代替象牙用于制作义齿基托,使口腔修复进入了一个新的历史阶段,这种方法一直沿用了近90年。1937年出现了聚甲基丙烯酸甲酯基托,逐渐取代了硫化橡胶,从此,新材料、合成材料日新月异,大大促进了口腔临床修复技术的提高。新材料的不断涌现,极大地丰富了口腔修复学的内容,也使口腔修复手段和制作工艺上了一个新台阶。

我国口腔材料的发展经历了比较艰辛的过程。改革开放以后,随着综合国力的提高,国内口腔材料的研发得到了飞速发展,特别是国际知名的材料生产厂商纷纷在国内建厂,将先进的管理理念和研发手段引入国内市场。目前我国与发达国家产品的差异逐渐缩小,部分产品的质量已接近国际先进水平。

作为从事各类口腔修复体和矫治器制作工作的口腔技师,不仅要熟练掌握各类修复体和矫治器的制作工艺,还必须能够正确选择和应用口腔工艺材料。只有充分了解各种

工艺材料的分类、性能和用法，才能制作出安全、有效、高质量的修复体和矫治器。

小知识

你知道我国医疗器械是如何管理的吗?

为了规范医疗器械行业，保障提供安全可靠的口腔材料，提高我国人民的生活质量，2000年国务院发布了《医疗器械监督管理条例》，并委托国家食品药品监督管理局对口腔材料的生产及销售制定了新的政策。自2000年4月1日起，具备企业许可证、产品注册证和合格证后，才能从事口腔材料的生产和销售。

二、口腔工艺材料的分类

口腔工艺材料的品种很多，可根据需要采取不同的分类方法。

（一）按材料用途分类

1. 印模材料　用于记录口腔软硬组织外形以及关系的一类材料。

2. 模型材料　用于制作口腔软硬组织阳模或修复体模型的一类材料。

3. 义齿材料　是在牙体缺损或牙列缺损、缺失的修复过程中，用于制作嵌体、冠、桥、人造牙、基托、固位体及连接杆的材料。包括聚合物、金属材料、陶瓷材料等。

考点提示

口腔工艺材料按用途所分的类型

4. 包埋材料　是在口腔修复过程中包埋蜡型所用的材料。

5. 粘接材料　是用于将固定修复体粘接在口腔硬组织上的材料。

此外，还有研磨抛光材料、颌面缺损修复材料、义齿重衬材料等。

（二）按材料性质分类

1. 有机高分子材料　如聚合物、印模材料、蜡、树脂牙等。

2. 无机非金属材料　如烤瓷材料、模型材料等。

3. 金属材料　如铸造合金、锻制合金等。

（三）按材料与口腔组织的接触方式分类

1. 直接、暂时与口腔组织接触的材料　如印模材料、蜡等。

2. 直接、长期与口腔组织接触的材料　如聚合物、金属材料等。

3. 间接与口腔组织接触的材料　如模型材料、包埋材料、研磨材料等。

本教材为适应口腔修复工艺专业的特点，将按照材料的用途分类加以介绍。

第二节 口腔工艺材料的性能

口腔工艺材料的性能与临床修复体的效果有着十分密切的关系。应根据不同的生理环境和功能要求,选择不同性能的口腔工艺材料,而同一材料的修复要求和应用方法不同又具有不同的性能,故口腔修复工艺专业技术人员必须掌握材料的性能,才能安全有效地制作出理想的修复体及矫治器。材料的性能一般包括:物理性能、机械性能、化学性能和生物性能。

一、物理性能

(一)尺寸变化

1. 定义 由于物理、化学因素影响,口腔工艺材料在应用过程中,可能会产生程度不同的形变,称为尺寸变化。尺寸变化通常用长度(或体积)变化的百分率表示:

$$\varepsilon=\frac{(L-L_0)}{L_0}\times100\%$$

式中 ε 表示尺寸变化;L_0表示原长(mm);L 表示变化后的长度(mm)。

2. 应用 多数物质的长度(或体积)随温度升高而增大,即物体的热胀冷缩现象。尺寸稳定性对提高修复体的制作精度有很大影响。例如模型材料、包埋材料尺寸变化系数的大小,对铸造修复体的精密度直接造成影响。因此,在研制各类口腔工艺材料时,要把尺寸稳定性作为衡量材料性能的重要指标。

(二)热传导

1. 定义 温度不同的两种物体相接触时,热量从高温侧向低温侧传导,最终达到两者的温度平衡,这种性能称为热传导。

2. 应用 在选择不同的材料制作修复体时,应考虑材料对牙体或黏膜的导热性能。例如,在牙体缺损修复时,接近牙髓的部分必须选择热导率低的材料,以隔绝温度变化对牙髓的刺激;而选择义齿基托材料时,应尽量选择热导率高的材料,以使基托覆盖的口腔黏膜能有良好的温度感觉。

(三)流电性

1. 定义 由于口腔内属弱电解质环境,当口腔内异种金属修复体相接触时,不同金属之间的电位不同,会出现电位差,产生微电流,这种性质称为流电性。

2. 原理 与原电池原理相同(图 1-1)。

3. 应用 如图 1-2 所示,不同金属之间存在电位差,当它们和唾液接触时就会溶解;当它们彼此接触时,就会产生较大的电流,即流电现象,对牙髓产生刺激,患者会感到极不舒服。此外,溶解、流电现象不断发生,金属修复体也会不断被锈蚀(即电化学腐蚀)。

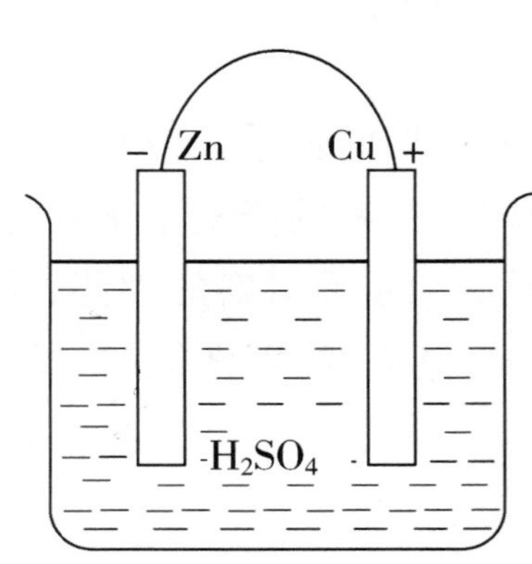

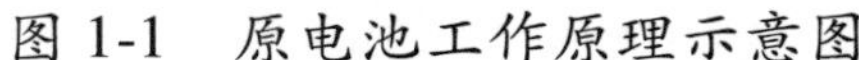

图 1-1 原电池工作原理示意图

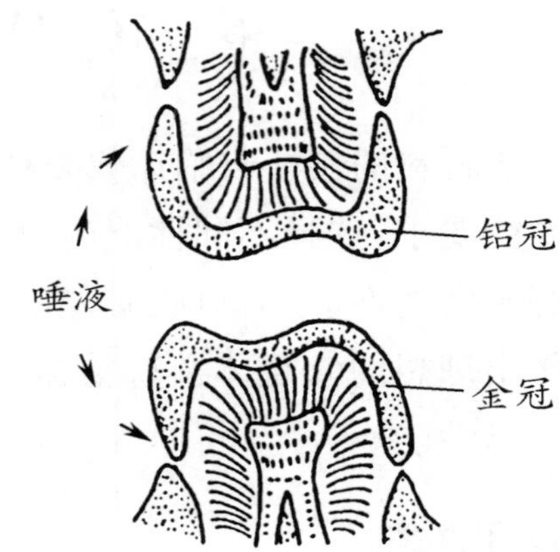

图 1-2 口腔中金冠和铝冠电流产生示意图

口腔中除了异种金属修复体间产生流电性外,同一种金属修复体由于加工中金属污染或不同部位所含各类元素浓度不同,也会产生上述现象。因此,在设计、制作修复体的过程中,应注意避免此类情况的发生。

（四）色彩性

口腔修复不仅要恢复缺损组织的形态和功能,而且还应达到审美的要求。色彩的和谐是口腔修复体自然美的基本要求。

颜色由彩色和非彩色构成,彩色指除黑白以外的所有颜色。由色相、彩度和明度三个特性构成。

1. 色相 又称色调、色别,为颜色的名称,如红色、绿色等。

2. 彩度 又称饱和度,指颜色的纯度。

3. 明度 又称明亮度,反映物体对光的反射性。

在口腔修复体制作过程中,常采用与材料相匹配的比色板来对照患者天然牙的色泽进行配色。在临床比色时,要在自然光线下,根据患者的皮肤,黏膜,邻牙的颜色、光泽、透明度,参考患者的性别、年龄、职业、习惯,用比色板进行配色,然后采用相应的材料进行修复,这样才能获得自然美的效果。

小知识

3D master 比色板

这种比色板(见文末彩图 1)共有 26 个牙色,分 5 组,各组分别有 2、7、7、7、3 个比色片,排列成 3 行。1～5 组从左向右为明度顺序,1 组明度最高,5 组最低。1～3 行为彩度级别,最上面一行为彩度 1 号,彩度最低;最下面一行为 3 号,彩度最高;中间者为 2 号,彩度居中,另外还有 1.5、2.5 两个彩度级别。色相有 3 种类型:L、M 和 R,L 代表偏黄色的色相,M 代表偏黄红色的色相,R 代表偏红色的色相。

使用该比色板比色时，首先在比色板中去掉 L 和 R 组比色片，用 M 组比色片按 5～1 组的顺序确定明度。一旦明度级别确定，在该组的比色片中选出与天然牙最接近的彩度级别。最后确定色相，即比较天然牙的颜色是偏黄(L)还是偏红(M)，或者是介于红黄之间(M)。将比色结果进行记录，作为医师、技师间传递牙齿颜色信息的依据。

（五）润湿性

1. 定义　液体在固体表面扩散的趋势称为液体对固体的润湿性。

2. 应用　固体表面光洁，液体在固体表面容易扩散，液体与固体的接触面积大，润湿性好；反之，润湿性差。例如在制作金属烤瓷修复体时，为了使熔融后的烤瓷能与金属形成良好的结合，金属烤瓷材料与金属结合界面应具有良好的润湿性。

二、机械性能

材料的机械性能也称力学性能，是材料受外力作用时所反映出的各种性能。

（一）应力与应变

1. 应力　当材料受到外力作用时，从材料内部诱发出一种与外力抗衡，大小相等、方向相反的内力，即应力。其计算方法如下：

$$\text{应力(MPa)} = \text{外力(N)} / \text{受力面积(mm}^2\text{)}$$

当外力为拉力时产生的是拉应力；当外力为压力时，产生的是压应力；当外力为剪切力时，产生的是剪切应力。口腔咀嚼时的力学过程极其复杂，在一件修复体中，以上三种应力往往形成复合应力，例如咀嚼力作用在固定桥时，作为三点受力的简单固定梁形式来说，桥体近殆部位诱发压缩应力，桥体龈端部位诱发拉应力，而两侧基牙处则诱发剪切应力(图 1-3)。

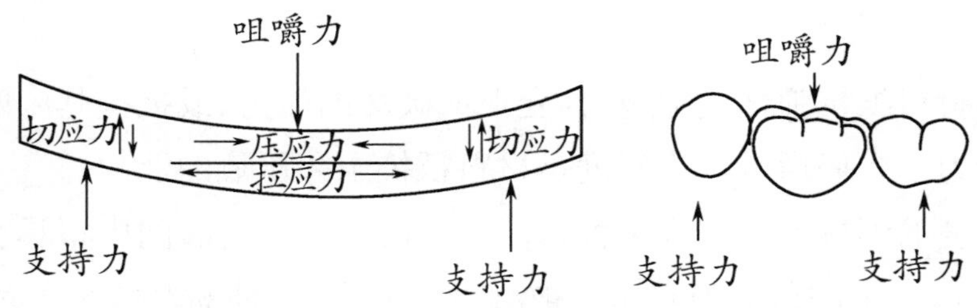

图 1-3　固定桥应力分布示意图

2. 应变　是材料在外力作用下形状变化的量。通常研究的是线应变，可表示为：

$$\varepsilon = \Delta L / L_0$$

式中 ε 指应变(可用绝对值或百分比表示，如 0.01 或 1%)；ΔL 指长度增量(mm)；L_0 指参考状态下的长度(mm)。

（二）弹性模量

材料受外力作用，当应力不超过某一极限时，应力与应变呈正比例关系，即遵从胡克定律，这一极限应力值称为比例极限。在应力超过该极限时，应力与应变呈非线性变化，但去除应力后，应变可完全恢复，此阶段为弹性阶段。该阶段的最大应力极限值称为弹性极限。去除应力后，材料的形变可完全恢复。

在弹性极限内，应力与应变的比值称为弹性模量。这是度量材料刚性的量，也称杨氏模量。弹性模量越大，材料的刚性越大。牙体组织与部分口腔工艺材料的弹性模量见表 1-1。

表 1-1 牙体组织与部分口腔工艺材料的弹性模量

牙体组织/材料	弹性模量/GPa	牙体组织/材料	弹性模量/GPa
牙釉质	46～130	金合金	72.2～108
牙本质	12～18.6	钴铬合金	125～218
聚硫橡胶印模材料	0.013×10^{-3}～2.80×10^{-3}	镍铬合金	145～203
硅橡胶印模材料	0.088×10^{-3}～0.35×10^{-3}	磷酸锌水门汀	13.7～22.4
义齿基托树脂	1.06～2.94	玻璃离子水门汀	2.9～10.8
长石质陶瓷	60～70		

（三）延展率

表示材料能够塑性伸长的能力称为延性，即在拉力下抽丝的能力。表示材料被锤塑成薄片的能力称为展性。延展率是材料在拉力作用下所能承受的最大拉应变。它是材料延展性的标志，是材料塑性变形的能力。一般认为延展率低于 5% 的材料为脆性材料，高于 5% 的材料为延展性材料。

（四）硬度

硬度是固体材料抵抗弹性变形、塑性变形或破坏的能力，或抵抗其中两种或三种情况同时发生时的能力。人们通常认为硬度是材料抵抗永久压痕的能力。

材料表面硬度的测试方法有许多种，基本原理为：在一定时间内将具有特殊形状的较硬物体（即压头）以一定的载荷间隔压入被测材料的表面，使材料表面产生局部塑性变形而形成压痕，然后测量压痕的深度或表面积。压头可以由球形、圆锥形或棱锥形的不锈钢、硬质合金或金刚石等制成。常用的硬度测试法有：①布氏硬度试验，得到布氏硬度值，符号为 BHN；②洛氏硬度试验，得到洛氏硬度值，符号为 RHN；③维氏硬度试验，得到维氏硬度值，符号为 VHN；④努氏硬度试验，得到努氏硬度值，符号为 KHN。硬度值的单位为帕（Pa）。牙体组织和部分口腔工艺材料的硬度值见表 1-2。

表 1-2 牙体组织及部分口腔工艺材料的硬度值/MPa

符号	牙釉质	金合金	陶瓷	长石陶瓷	钴铬合金	镍铬合金	基托聚合物
VHN	2 940～4 800	550～2 500	4 490～7 750	6 630～7 030	3 500～3 900	2 700～3 950	—
KHN	3 430～4 310	690～2 260	4 600～5 910	4 600～5 910	3 290～4 240	1 530～3 280	140～176

三、化学性能

口腔是一个特殊的环境，在这一特殊环境中，理想的修复体材料应不溶解、不腐蚀、不溢出其中重要的成分。材料的化学稳定性对修复体在口腔内的使用寿命有很大的影响。

（一）腐蚀

由于周围环境的化学侵蚀使材料发生变质或被破坏的现象称为腐蚀。腐蚀的类型有湿腐蚀和干腐蚀两类。湿腐蚀是在有水存在下的腐蚀。干腐蚀是在无水存在下或干气体中的腐蚀。口腔中的唾液、食物及其分解产物构成了腐蚀的环境条件，再加上咀嚼力的作用，金属及高分子修复体很容易被腐蚀，出现溶解、变色、生锈等现象。腐蚀发生的初期阶段，又称变色。如修复体表面变色或失去光泽，不仅影响美观，而且其寿命也将缩短。因此，在选择口腔工艺材料时，应注意选择化学性能稳定的口腔工艺材料。

（二）溶解

材料的原子和分子均一、稳定地分散于溶剂中的过程称为溶解。过量溶解就会使材料性能受到影响。

（三）老化

材料在加工、贮存和使用过程中由于内外因素的综合作用，其物理、化学性质和力学性能逐渐变坏的现象称为老化。

影响老化的因素由内因和外因构成。外因有物理、化学、生物及加工成型的条件等。内因则由材料的组成和结构所决定。因此，要想减缓材料的老化速度，延长修复体的使用寿命，必须从材料的组成和结构进行改进。

（四）化学性粘接

粘接是指两个固体借助两者界面间力的作用而产生结合的现象。这种结合包括物理、机械和化学结合，其中以化学结合最为重要。固体与固体间的化学粘接，主要是指粘接剂与被粘物体表面的原子或离子间以共价键或离子键形式的结合。

口腔固定修复体靠粘接固位，因而粘接剂在固定修复中的作用是很重要的。

四、生物性能

口腔材料是用于人体的生物材料，其生物性能如何直接关系到临床应用是否安全有效。随着材料学的发展，材料的生物学性能越来越受到重视，国内外相继产生了专门的机构从事这方面的研究工作，并制定出各种相应的标准来评价口腔材料的生物性能。

小知识

口腔材料生物性能评价标准

口腔材料是用于人体的生物材料，良好的生物性能才能保证临床应用安全有效。随着越来越多的材料应用于口腔临床，世界各国对口腔材料生物学性能的研究也越来越重视。1984 年 ISO/TC106（国际标准化组织“牙科医学”技术委员会）制定了 ISO/TR7450:1984《牙科学-牙科材料生物评价》国际标准，1997 年 ISO/TC106 和 FDI（国际牙科联合会）共同制定了 ISO 7450:1997《牙科学-用于牙科的医疗器械生物相容性临床前评价-牙科材料试验方法》国际标准。我国从 1989 年开始相继制定了一套口腔材料生物评价医药行业标准。这些标准对口腔新材料的研制、开发和应用起到了重要作用。

口腔材料生物性能应符合下列条件：

（一）生物安全性

生物安全性是指材料制品具有临床安全使用的性质。口腔材料对人体应无毒、无刺激、不致癌、不引起畸变。通常情况下应不发生生物性退变，其降解产物应对人体无害。任何材料在临床应用前均应进行生物安全性检测，符合检测要求后方能进行临床应用。

常用的生物学试验有：细胞毒性试验、溶血试验、全身毒性试验、遗传毒性试验、致敏试验、植入试验、皮肤刺激与皮下反应试验、牙髓刺激试验等。

（二）生物相容性

生物相容性是指材料在宿主的特定环境和部位，与宿主直接或间接接触时所产生的相互反应的能力，是材料在生物体内处于动静态变化环境中，能耐受宿主各系统作用，保持相对稳定而不被排斥和破坏的生物学性质，又称生物适应性和生物可接受性。

生物相容性是口腔材料在生物安全性的基础上应具备的另一种重要的生物性能。影响生物相容性的因素包括材料的类型、形状、成分结构及表面特性以及材料的化学、物理、机械和电性能等。此外，材料与组织接触的部位、方式、状态与时间等也对其有一定影响。

（三）生物功能性

生物功能性是指材料与宿主产生功能反应（活性反应）的总称。材料除应具有生物安全性和生物相容性外，还应具有生物功能性而发挥最大的生理功能。

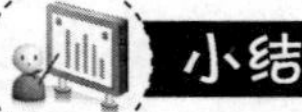

小结

本章介绍了口腔工艺材料的分类、性能，讨论了口腔工艺材料的性能对口腔修复体的影响。熟悉口腔工艺材料的各种性能，为临床制作出安全、有效、高质量的修复体和矫治器打下良好基础。

练习题

选择题

1. 关于热传导，下列说法正确的是
   A. 临床在选择材料时不应考虑材料的热传导
   B. 为隔绝温度变化应选择热导率高的材料
   C. 不同的材料有不同的热导性能
   D. 热导率高的材料使口腔黏膜无温度感觉
   E. 金属的热导率低于树脂类材料
2. 一组固定桥同时受的力为
   A. 切应力 B. 压应力 C. 拉应力
   D. 咀嚼力 E. 以上都有
3. 口腔内存在不同金属修复体相接触时
   A. 不同金属会出现电位差 B. 不会产生微电流
   C. 不会引起对牙髓的刺激 D. 不会引起金属溶解
   E. 在制作修复体时无需加以注意
4. 材料在口腔中发生变质或被破坏的现象称为
   A. 热传导 B. 尺寸变化 C. 流电性
   D. 色彩性 E. 腐蚀
5. 关于应力，下列说法正确的是
   A. 大于材料所受到的外力 B. 与外力方向相同
   C. 单位为 Pa D. 从材料内部诱发
   E. 材料受力与不受力均可产生

（马冬梅）

第二章 印 模 材 料

学习目标

1. 掌握:常用印模材料的使用方法及注意事项。
2. 熟悉:印模材料的性能要求、分类及特点。

修复体、矫治器的制作要在能够准确反映口腔状况的模型上进行。为了获得准确的模型,首先要制取口腔印模。口腔印模是记录口腔颌面部各部分组织形态和关系的阴模。制取印模时所使用的材料称为印模材料。

第一节 概 述

在临床工作中,要获得准确的印模,操作者除应具备熟练的操作技术外,还必须能正确选择和使用印模材料。在选择印模材料时,应充分了解印模材料的种类、性能、应用范围及注意事项。

一、印模材料的性能要求

1. 良好的生物安全性　由于印模材料是直接与人体接触的,因此必须具有良好的生物安全性。根据国际上的有关标准规定,印模材料对人体应无毒、无害,对口腔组织无刺激性,无过敏反应,并且要求无特殊气味。

2. 适当的流动性、可塑性和弹性

(1) 适当的流动性可使材料流动分散到口腔组织的微细结构表面,取得清晰、精细和准确的印模,有助于印模精确地反映口腔组织的表面情况。

(2) 可塑性是指材料塑制成型的能力,良好的可塑性是准确制取印模的基本条件。

(3) 弹性是指材料凝固后具有一定的回复性,它可使塑制成型后的印模得以从口腔组织的倒凹区完整取出,不致变形、折断,且不影响准确性。

3. 良好的尺寸稳定性　材料在凝固过程中或凝固后,必须保持良好的尺寸稳定性,其形态及体积都无改变或改变甚微,在灌注模型时能精确反映口腔组织的形态和

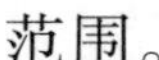

范围。

4. 适当的凝固时间　不同类型的印模材料凝固时间略有不同。从材料调拌开始计算，以 3～5 分钟凝固为宜。凝固时间过短，则医生来不及操作；凝固时间过长，则患者会感觉不适。

5. 与模型材料无化学变化　灌注模型时，印模材料与模型材料不发生化学变化，且不与模型粘连，容易脱模，灌注的模型清晰、准确。

6. 足够的机械强度　印模材料凝固后应具有足够的机械强度，以免印模自口腔取出或在灌注模型的过程中发生撕裂或形变。

7. 操作简单、取材方便、价格合理、便于推广应用。

二、印模材料的分类

（一）根据印模材料凝固后有无弹性分类

弹性印模材料凝固后具有弹性，非弹性印模材料凝固后没有弹性。印模材料凝固后有无弹性分类见表 2-1。

表 2-1　弹性及非弹性印模材料的分类

弹性印模材料		非弹性印模材料
水胶体印模材料	藻酸盐印模材料	印模膏
	琼脂印模材料	印模石膏
橡胶类印模材料	聚硫橡胶印模材料	氧化锌丁香酚印模糊剂
	硅橡胶印模材料	印模蜡
	聚醚橡胶印模材料	
丙烯酸类功能印模材料		

（二）根据印模材料的凝固方式分类

临床常见的凝固方式有化学反应凝固类、温度变化固化类和室温状态成型类三种。经化学反应后凝固的印模材料为化学反应凝固类印模材料。经温度变化后（如加热后具有可塑性，冷却后又可自行固化）固化的印模材料为温度变化固化类印模材料。利用印模材料在常温下的可塑性，稍加压力后使其成型获得印模的材料，为室温状态成型类印模材料。

（三）根据印模材料是否可反复使用分类

能多次反复使用的印模材料称为可逆性印模材料。凝固后不能回到原有状态的印模材料称为不可逆性印模材料。目前临床常用的印模材料的分类可参见表 2-2。

表 2-2 常用印模材料的分类

弹性印模材料		非弹性印模材料	
可逆性	不可逆性	可逆性	不可逆性
琼脂	藻酸盐类 纤维素醚类 合成橡胶类	印模膏 印模蜡 印模油泥	印模石膏 氧化锌

三、水胶体印模材料的特点

以水为介质的印模材料称为水胶体印模材料，又称水溶胶。其有可逆性和不可逆性两种，如琼脂印模材料、藻酸盐类印模材料。

可逆性水溶胶是指溶胶（胶体呈溶液状态）在一定的条件作用下，可以转化为凝胶；凝胶在一定的条件作用下，又可转变为溶胶。如琼脂印模材料在不同温度条件的作用下，溶胶可以变为凝胶，凝胶也可以转变为溶胶，随着温度的变化可反复进行。

$$\text{琼脂:凝胶}\xrightarrow{\text{加热}}\text{溶胶}\xrightarrow{\text{冷却}}\text{凝胶……(可反复进行)}$$

不可逆性水溶胶是指溶胶在一定的条件作用下变成凝胶后，不能再转变成溶胶。如藻酸盐类印模材料，当溶胶在一定的条件作用下变为凝胶后，则是化学作用的结果，其最终形成的凝胶不能回到原有的溶胶状态。

$$\text{藻酸盐类:溶胶}\xrightarrow{\text{一定条件}}\text{凝胶(化学作用的结果)}$$

无论是可逆性或不可逆性水胶体印模材料，凝胶的结构是水分子被疏松的原纤维包绕，如果将凝胶置于有不饱和水蒸气的环境内失去水分，或置于水中使其吸收更多的水分，可导致印模材料收缩或膨胀，使印模变形，继而使模型与患者口腔内状态不吻合，最终影响修复体的修复效果。水胶体印模材料具有失水收缩和吸水膨胀的特点（图 2-1）。

目前，在大多数情况下临床应用以水胶体弹性印模材料为主体。根据上述特点，在使用水胶体弹性印模材料制取印模的过程中，应注意其失水收缩和吸水膨胀的问题。

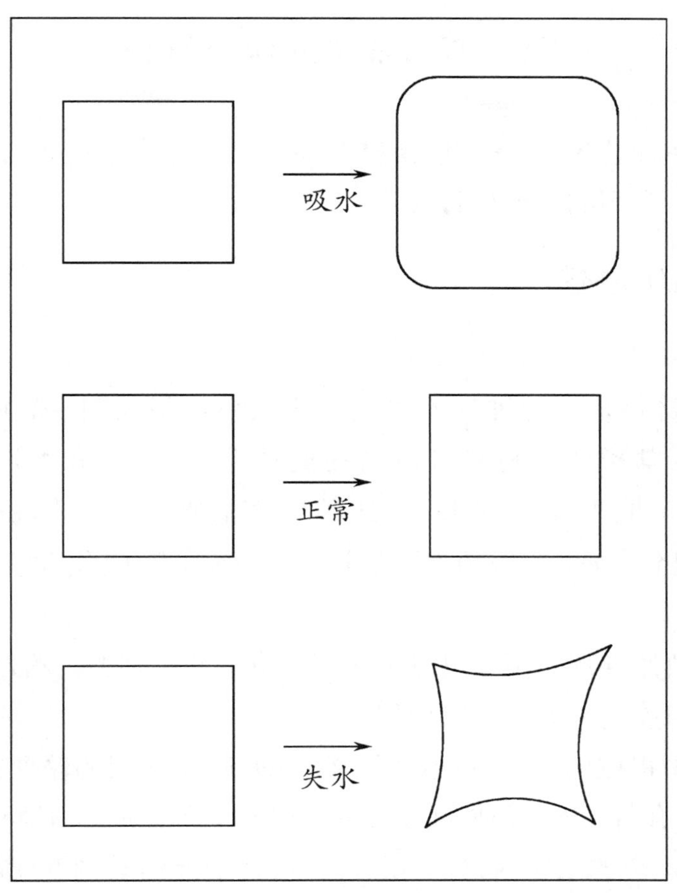

图 2-1 水胶体印模材料的吸水膨胀和失水收缩现象

小知识

你想知道水胶体印模材料的结构特点吗?

某种物质以或大或小的颗粒形式,分散在另一种具有连续结构的物质内部时,前者称为分散相,后者则称为分散介质或称分散媒,整个体系称为分散体系。

胶体溶液状态的体系称为胶体溶液,亦称溶胶。由于胶体的每个胶粒都具有同种电荷,因此其在分散介质中将相互排斥,保持分子在其中均匀分布,而不至于沉淀、凝聚。

溶胶是分散相被分散介质所包围,即分散相颗粒均匀分布在分散介质之中。凝胶是分散介质被分散相所连结的网状结构所包围,也就是已经水化膨胀的胶体颗粒彼此相连,把水分子包在其中而形成的特殊固态。此时分散相与分散介质之间没有明显的界限,看不到相互的区别,不能区别哪部分是分散相,哪部分是分散介质。

第二节　常用的印模材料

口腔印模材料品种繁多，每一种印模材料都有一定的性能特点，本节主要介绍目前在修复体的制作过程中常用的印模材料。

一、藻酸盐类印模材料

（一）概述

藻酸盐类印模材料是一种弹性不可逆性水胶体印模材料，常用的有藻酸钾、藻酸钠、藻酸铵等。藻酸盐类印模材料有适当的流动性、可塑性和弹性，凝固后可以顺利从口腔组织的倒凹区取下而不变形，形成的印模清晰、准确，体积稳定性较好，与模型易于分离，且价格低廉、使用方便，是国内目前临床应用最为广泛的一种印模材料。

藻酸盐印模材料按其剂型不同可分为粉剂和糊剂两种剂型。粉剂型可直接与水调和使用。糊剂型则需与胶结剂调和才可使用。

藻酸是从海藻中提取的，是一种亲水性胶状酸，临床使用的藻酸盐是藻酸的盐类，是D-甘露糖醛酸的聚合体。聚合体的分子量因分子链的长短不同而有区别，一般为5 000～15 000。在一定的浓度内，分子量越大，胶体溶液的黏稠度就越大，因而可选用不同分子量的聚合体，或者用不同的水量来调节溶胶的稀稠度。D-甘露糖醛酸的聚合体可以形成不同的盐类，经常使用的是藻酸钾和藻酸钠。藻酸盐的规格通常由黏度来表示，可分为高、中、低三度，口腔临床一般以中等黏度为宜，其黏度的高低对凝固后印模的弹性及强度有明显影响。藻酸盐是水溶性物质，易溶于水而不溶于某些有机溶剂，如乙醇、乙醚等。

（二）藻酸钾印模材料

藻酸钾印模材料是以藻酸钾、硫酸钙为主，配以其他辅助原料按比例配制成的一种粉剂印模材料。临床应用时，加水调和成黏稠的溶胶，置于托盘内，引入口腔内制取印模。

1. 凝固原理　藻酸钾与硫酸钙在水中发生化学反应生成不溶性的藻酸钙凝胶。因其反应速度过快，在临床应用中常来不及操作，故应加入磷酸三钠等缓凝剂使其产生缓凝效果。由于磷酸三钠的溶解度大于藻酸钾，所以磷酸三钠先与硫酸钙产生反应，从而影响藻酸钾与硫酸钙的反应速度，其反应式如下：

$$2Na_3PO_4+3CaSO_4 \longrightarrow Ca_3(PO_4)_2+3Na_2SO_4$$

磷酸三钠的作用是延缓凝固时间。在反应之初是磷酸三钠与藻酸钾竞争硫酸钙最初释放出的钙离子，形成溶解度很低的磷酸钙，直至所有磷酸三钠全部作用完毕，钙离子才开始与藻酸钾反应，使可溶性藻酸钾变为不可溶性藻酸钙的凝胶弹性体，印模完成。

藻酸钾与硫酸钙凝固作用的反应式如下：

$$K_nAlg+CaSO_4 \rightarrow K_2SO_4+Ca_nAlg\downarrow$$

2. 性能

（1）凝固时间：藻酸钾印模粉与水调拌后，其凝固时间一般为 3～5 分钟。整个凝固过程是一个化学反应的过程，影响凝固时间的主要因素有：温度、水粉比例及缓凝剂的加入量。另外，调拌速度和调拌时间对凝固时间也有一定的影响。

1）温度：指调和时的室温或水温。温度高，凝固快；温度低，凝固慢。实际操作中可通过改变温度的方法，调整印模材料的凝固时间。

2）水粉比例：水少粉多，调拌物稠厚，凝固快；水多粉少，调拌物稀薄，凝固慢。由于超出水粉比例规定的范围，会影响材料的性能，因此，一般不宜采用改变水粉比例的方法改变凝固时间。

3）缓凝剂的加入量：材料中缓凝剂多，凝固速度变慢；缓凝剂少，凝固速度变快。

4）调拌速度和时间：调拌速度宜快而匀，调拌时间不宜过长或过短。调拌时间过长，破坏了胶凝结构；调拌时间过短，胶体作用不完善，二者都可使凝固变慢。

（2）尺寸稳定性：由于藻酸钾印模粉是一种水胶体印模材料，所形成的凝胶大部分体积是由水组成的，加之其特殊的凝胶状态，水被包在分散相颗粒所连接的网状结构之中，凝固的胶体受环境的影响可在吸水时膨胀，失水时收缩，产生体积变化，导致凝胶尺寸不稳定，若处理不当，会影响印模准确性，使印模变形。因此，水胶体印模材料在完成印模后，应尽快灌注模型，以免印模由于吸水或失水发生体积变化而影响印模准确性。

（3）流动性、弹性及强度：藻酸钾印模粉在溶胶状态下引入口腔内，逐渐由溶胶变为凝胶，材料在溶胶状态下具有良好的流动性。凝固后的胶体又具有一定的弹性，可使印模顺利地从口腔组织的倒凹中取出，而不至于变形。藻酸钾印模粉的强度依材料的种类不同而有区别，材料中成分的种类、比例、质量都会影响凝胶的强度。美国牙医学会（ADA）规定其强度为 0.35MPa。

（4）印模清晰、准确、表面光洁：由于该印模材料的粒度细，所以制取的印模清晰、准确、表面光洁、精确度高，所形成的印模与模型分离方便。材料中加入氟化物，使材料在凝固时呈轻度酸性，可加速模型石膏凝固，改善石膏或人造石模型表面的光洁度，故印模无需用固定液处理。

3. 使用方法　藻酸钾印模粉与水调和后，形成稀稠度合适、均匀的溶胶即可制取印模。由于藻酸钾、辅助材料、胶结剂是按一定的比例配制而成的，因此凝固反应完全。在生成凝胶的过程中，胶凝作用完善，制取的印模质量较高。

藻酸钾印模材料制取印模的流程如下：

取材料→调拌→制取印模→灌注模型

（1）材料调和

1）取材料：按照制造厂家规定的粉水调和比例（一般为2∶1），将印模粉和水放在橡皮碗内。

2）调拌方法：以调拌刀向橡皮碗侧壁平压材料，并转动橡皮碗的调和方法。调拌时橡皮碗应向同一方向转动，避免产生气泡。

3）调和时间：一般为30～45秒。

（2）制取印模：将调和好的材料置于托盘中，引入口腔内制取印模，从调和开始，3～4分钟凝固。鉴于材料在胶体凝固后4～8分钟时的强度较大（胶体凝固后4分钟的强度大约是胶体凝固时的2倍多），因此，建议印模从口腔内取出的时间，最好应在胶体凝固后2～3分钟。

（3）灌注模型：由于藻酸钾印模材料的尺寸稳定性较差，因此要求印模自口腔内取出后，用流动水冲去唾液，去除水迹后，立即灌注模型。

4. 注意事项　藻酸钾印模材料在使用过程中应注意以下几点：

（1）藻酸钾印模材料有吸水和失水的缺点，可导致体积变化，影响印模准确性（水胶体印模材料均有此特性）。因吸水后印模体积膨胀，失水后印模体积收缩，故要求制取印模后立即灌注模型。有学者主张将取好的印模在2%的硫酸钾固定液中浸泡片刻，其理由是硫酸钾可加速模型石膏表面的凝固，使模型表面质量更好，而现在印模材料中已加有相应的成分（氟化物），故无需用固定液处理。

（2）水粉比例严格按照规定进行，在适当的调和时间内完成调拌。调和时间不足，会使印模强度下降；调和时间过长，会破坏胶凝，同样造成强度下降。

（3）调和工具（调拌刀和橡皮碗）应清洁，如调和用具有陈旧的印模材料或石膏等残留，会加速印模胶体凝固，影响印模准确性。

（4）选择托盘时，应使印模距托盘边缘至少有3mm的均匀厚度，采用有孔或卷边的托盘，以利于印模材料与托盘结合，防止印模自托盘中松脱而变形。

（5）藻酸钾印模粉应贮存于干燥、阴凉的环境中，临床贮存最好不要超过1年。由于该材料易吸收空气中的水分，导致材料凝结变质，故使用后应注意密封存放。

（三）藻酸钠印模材料

藻酸钠印模材料是藻酸盐印模材料的另一类型，亦称藻酸钠弹性印模材料。它是由糊剂和胶结剂组成的双组分糊剂印模材料。糊剂的主要成分为藻酸钠，胶结剂的主要成分为硫酸钙。市场上出售的藻酸钠弹性印模材料的名称为弹性打样膏，由糊剂和胶结剂两部分组成。

临床使用时，按糊粉体积比1∶1至2∶1，取适量糊剂和胶结剂置于橡皮碗内调拌，调和时间在30秒左右，调拌均匀后，移于托盘内取模，自调拌开始一般3～5分钟凝固。使用注意事项与藻酸钾印模材料相同。

二、琼脂印模材料

琼脂印模材料是一种弹性、可逆性水胶体印模材料（见文末彩图2）。其凝胶与溶胶之间的转化是温度变化的结果，制取印模时需要在口内采取冷却措施，主要用于在技工室复制模型。临床上多与其他印模材料联合使用。

琼脂印模材料的主要成分为琼脂，另加入其他辅助成分制作而成。其主要分为口腔精密印模材料和口腔工艺技术复模材料。

（一）性能

1. 琼脂印模材料是一种具有热塑性能的物质，临床使用时是利用凝胶和溶胶之间的转化，成为可逆性的水胶体弹性印模材料，其胶凝作用是温度的变化，溶胶转变为凝胶的温度为36～40℃，凝胶转变为溶胶的温度为60～70℃。但配方中的成分不同，转化的温度亦不同。

2. 琼脂印模材料的溶胶状态具有良好的流动性，要使材料满足制取印模的条件，应调整好溶胶的黏稠度。

3. 琼脂印模材料与其他水胶体印模材料一样，吸水可出现体积膨胀，失水又可出现体积收缩，从而影响印模的准确性，故要求在取模后立即灌注模型。

（二）使用方法

目前临床使用的琼脂印模材料，可作为联合制取印模和复制模型的印模材料，这里介绍复制模型的方法。

铸造修复体在带模铸造时，需翻制耐高温材料的模型。目前大多数情况下，均采用琼脂印模材料作为复模用的印模材料。具体步骤如下：

安放复模型盒→隔水加热琼脂印模材料→取出主模→灌注复制模型

1. 将欲复制的模型平放在玻璃面上（也可铺垫一层纸），在其上安放复模型盒，或以煮牙盒代替复模型盒。模型应放在复模型盒的中央，以使灌入的琼脂材料有均匀的厚度。

2. 琼脂印模材料放在容器中隔水加热，使之成为溶胶，然后将其冷却到手指可耐受的温度，在50～55℃溶胶接近胶凝温度时注入复模型盒内形成印模。胶体应在尽可能冷时注入，以防止印模从模型处开始收缩。复模型盒的冷却应从底部开始。

3. 当琼脂印模材料完全凝固后，应尽快取出主模，立即灌注复制模型，以减少凝胶脱水。

4. 复模材料一般采用硅酸乙酯或磷酸盐系包埋材料，这些材料与琼脂均具有良好的相容性，使复制的铸造模型表面光洁。使用磷酸盐包埋材料复制模型时，应注意印模表面无水，确保复模表面光洁。

5. 琼脂印模材料反复使用一段时间后，材料可受污染，琼脂还会发生水解，随着水解的进行，其强度及弹性均逐渐下降，此时不宜再使用。

三、硅橡胶印模材料

硅橡胶是高分子合成橡胶。近年来，随着医学的不断发展，其在医学领域的应用越来越广泛。作为印模材料，硅橡胶具有理想的弹性、韧性、强度以及良好的流动性、可塑性和体积稳定性等优点。使用硅橡胶制取的印模清晰、精确，与模型材料不发生化学变化，易于脱模，是口腔修复临床应用中最理想的一类印模材料。

用于口腔印模材料的硅橡胶有两种类型，一种是缩合型硅橡胶印模材料；另一种是加成型硅橡胶印模材料。

（一）缩合型硅橡胶印模材料

缩合型硅橡胶印模材料又称Ⅰ型硅橡胶印模材料，在室温下即可硫化成型。商品形式有两组分和三组分两种。

1. 性能

（1）凝固时间：硅橡胶印模材料在口腔温度下3～6分钟凝固，室温在23℃时10分钟左右凝固。凝固速度与室温和催化剂的加入量有关。因此，在临床上可根据室温的高低调整催化剂的加入量。这里必须指出，凝固时间并不是硫化时间。凝固时间指的是从材料调拌开始至材料凝固为弹性固体的时间。硫化时间指的是从材料调拌开始至材料凝固后完全硫化，将持续一段时间。尤其是缩合型的室温硫化硅橡胶，在材料凝固后，硫化还将继续2周左右。硅橡胶印模材料的操作时间（室温23℃时）为3分钟左右。操作时间通常是指从材料调和开始到置入口腔内取印模之间允许操作的时间。

（2）机械物理性能：由于硅橡胶的特殊结构决定了材料既有无机物的强度，又有有机物良好的弹性和可塑性。硅橡胶的弹性好，是由于高分子间键结在某一点彼此相连，构成三维空间网状结构，这种结构在受拉力时键会伸直，拉力消失时又会回到原来的卷曲状态。

（3）体积稳定性：硅橡胶印模材料的凝固是硫化过程，随着材料硫化的继续，其体积轻度收缩。若印模材料与托盘固位好，则无影响。印模材料的凝固反应主要在口腔内进行，由于催化剂激发所产生的快速硫化，在口腔内的反应并不完全，印模取出后反应仍继续进行。因此，硫化过程通常都伴有体积收缩。

（4）化学稳定性：缩合型室温硫化硅橡胶具有良好的化学稳定性。在高温热空气环境下，硅橡胶的性质很稳定，在其他条件下，硅橡胶显示出较好的抗老化性能。经高压蒸汽灭菌后性能不变，浸泡在3%的盐水中30个月，其物理性能亦改变很小。

（5）贮存期：缩合型硅橡胶印模材料的贮存期不宜过长，糊剂基质存放时间过长，其主要成分会降解交联，趋于变稠。催化剂的贮存时间更容易受环境影响而使其缩短。

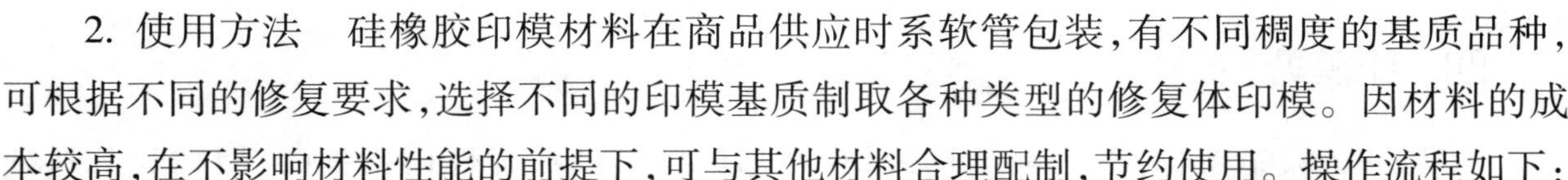

2. 使用方法　硅橡胶印模材料在商品供应时系软管包装，有不同稠度的基质品种，可根据不同的修复要求，选择不同的印模基质制取各种类型的修复体印模。因材料的成本较高，在不影响材料性能的前提下，可与其他材料合理配制，节约使用。操作流程如下：

选择托盘→调和材料→制取印模→灌注模型

（1）选择托盘：使用硅橡胶印模材料制取印模最好选用有孔托盘，并使用托盘黏合剂。为使印模有均匀的厚度并节约材料，最好事先制作个别托盘。

（2）调和材料：按商品要求的组分比例选取材料，允许在一定范围内，用催化剂的加入量来控制印模的凝固速度。选择不锈钢宽调拌刀在专用调和纸板上均匀调和。调和时间约 1 分钟，但可根据材料的用量和调和是否均匀进行调整。材料调和的量少，调和时间可在 30～60 秒，分量多者调和时间可稍长些，但不宜超过 2 分钟。

（3）使用的要求：根据不同的修复要求选择不同的印模材料基质，直接用于制取印模者应选中等稠度的基质材料；减压的印模或二次印模法的衬层印模，可选择低稠度、流动性大的基质材料；加压的印模或二次印模法的初印模，则选择高稠度的基质材料。某些商品为此标明若干型号，可供临床选择使用。

（4）模型的灌注：硅橡胶印模材料形成的印模，最好在 2 小时内完成模型灌注，最长不宜超过 4 小时。

（二）加成型硅橡胶印模材料

加成型硅橡胶印模材料又称Ⅱ型硅橡胶印模材料。通常采用两管包装的双组分形式。基质糊剂为一组分；另一组分也为糊剂，内含催化剂、交联剂和填料。当基质糊剂与催化剂糊剂调和后，在催化剂的作用下，经加聚反应而交联成弹性体，固化过程中无水及醇副产物的生成，故尺寸稳定性较缩合型更优越。

加成型硅橡胶与缩合型硅橡胶相比较，不但具有缩合型的一切基本特性，而且在某些性能方面优于缩合型硅橡胶，具体有：

1. 操作及凝固时间缩短　由于加成型硅橡胶引入少量甲基乙烯基链节参与二甲基硅橡胶分子链中的反应，且在侧链中增加了双键，所以大大提高了硅橡胶的聚合活性，使操作时间缩短、凝固加快、反应完全，可使印模材料发挥出理想的性能。

2. 凝固后体积更加稳定　加成型硅橡胶凝固后，其 24 小时内的尺寸变化为 0.1%，而缩合型的尺寸变化为 0.1%～0.3%。加成型硅橡胶的体积稳定性不受填料的影响，而缩合型硅橡胶则因填料的含量不同而有所变化。

3. 印模精确度高、操作性能好　加成型硅橡胶的凝固反应，因其在反应中是分子的加成反应，故在固化过程中或反应后无水及醇副产物的生成，尺寸稳定性优于缩合型硅橡胶，制取的印模精确度更高。加成型硅橡胶印模材料采用的是相同黏度的橡胶成分，且为等量混合使用，在临床操作中较为方便。

四、印模膏

印模膏又称印模胶，是一种加热软化、冷却后硬固的非弹性可逆性印模材料，其热软冷硬间的变化是由温度改变引起的，而非化学作用的结果，属热塑性材料，易于操作并可反复使用。因其颜色不同，俗称红色打样膏或白色打样膏。

（一）性能

1. 热软冷硬　印模膏室温时硬而脆，加热至 70℃左右时变软，可塑制成型，冷却到口腔温度时变硬。印模膏的热流动性随着温度的升高，可成倍增高。加热软化材料的水温过高，易造成黏性大、操作困难；水温过低材料流动性、可塑性差，微细结构制取不完全，影响印模的质量。放入口腔前最适宜的温度为 45～55℃，此时流动性和可塑性好。

2. 导热性能较差　印模膏在加热软化时，往往材料表面已经软化，而内部仍然是硬的。因此，在材料加热软化时，必须有足够的加热软化时间，才能使材料均匀完全软化。

3. 流动性、可塑性差，无弹性，具有温度收缩性　印模膏在口腔温度时流动性极小，可塑性能非常差。该材料无弹性，因而不能精确复制口腔倒凹区的印模。印模膏的热尺寸改变较大，由口腔温度降至室温 25℃时，印模的平均线收缩为 0. 3% ～0. 4%，收缩的大小随温度的高低而不同。取出印模时温度越高，降至室温时收缩越大，而温度越低，则收缩越小。

4. 可反复使用　印模膏使用时间过久，因硬脂酸逐渐消失，材料趋于变硬老化、黏性差，以致不能再用。若将材料加热熔化，加入适量的硬脂酸或树脂，或加入适量的新材料，经加热搅拌均匀后仍可再用。

（二）用法

操作流程如下：

印模膏软化→搓捏成型→制取印模

1. 将印模膏浸入 70℃左右的水中充分软化。软化温度不宜太高，以免黏性过大，既不利于操作，又会造成低溶性物质丢失，使材料性能改变。为防止印模膏软化后黏附于盛水的容器上，应在容器底部衬垫一层纱布。

2. 待印模膏完全均匀软化后，搓捏成饼状或条状，然后置于托盘内引入口腔取模。为了减少温度收缩，取模后最好让其在口腔内自然冷却（室温高时可注入冷水冷却），以防止印模变形。

3. 因印模膏无弹性、可塑性差，不能精确复制口腔组织的印模，临床一般仅用于二次印模法的初印模或制作个别托盘。

4. 印模膏反复使用时，必须严格消毒，以防止交叉感染。常用的消毒方法是将使用过的印模膏在水浴锅内隔水煮沸 30～50 分钟，然后制成饼状，以备下次使用。

除上述常用的口腔内制取印模的材料外，另有一类是常在口腔外使用，即在复制模型过程中使用的印模材料。这类材料还包括复制模型的易熔合金和耐火包埋材料，通常称为复制模型用的印模材料（详见第三章）。

小结

正确选择和使用印模材料是获得准确印模所必备的条件，本章介绍了印模材料的性能要求、分类及常用印模材料的使用方法，重点介绍了藻酸钾弹性印模材料等的性能、使用方法及使用时的注意事项。

练习题

选择题

1. 下列不属于弹性印模材料的是
   A. 琼脂印模材料　　B. 印模膏
   C. 硅橡胶印模材料　　D. 藻酸钠印模材料
   E. 藻酸钾印模材料
2. 关于水胶体印模材料，下列说法正确的是
   A. 印模材料用水调拌　　B. 可反复使用
   C. 临床常用　　D. 价格较高
   E. 制取印模后可放置一段时间
3. 关于弹性印模材料，下列说法错误的是
   A. 凝固后失去弹性　　B. 可制取倒凹部位印模
   C. 易变形　　D. 印模清晰
   E. 易取出
4. 关于琼脂印模材料，下列说法错误的是
   A. 是一种可逆性水胶体印模材料
   B. 主要成分是琼脂
   C. 放在容器中隔水加热
   D. 当琼脂材料完全凝固后不用立即灌制模型
   E. 用于翻制耐高温材料的模型
5. 影响藻酸钾印模材料凝固时间的因素有
   A. 温度　　B. 水粉比例
   C. 缓凝剂的加入　　D. 调拌的速度和时间
   E. 以上都有影响

（王天雪）

第三章　模型材料

学习目标

1. 掌握：石膏类模型材料的性能、应用和操作方法；蜡型材料的性能及应用。
2. 熟悉：耐高温模型材料的性能及使用方法。

第一节　概　　述

模型即物体的阳模，口腔模型是复制口腔各部分组织形态及关系的阳模。制作模型所使用的材料称为模型材料。

常用的模型材料主要包括石膏类模型材料、耐高温模型材料和蜡型材料。理想的模型材料应该具备以下性能要求：

1. 良好的流动性及可塑性　良好的流动性能保证灌注过程中材料充满印模的细微部位。良好的可塑性能使材料在印模中成型并固化，复制出与印模完全吻合的模型。

2. 适当的凝固时间　从材料调和到材料流动性消失，这段时间能保证灌模等操作从容完成。从灌注开始到模型脱出印模的时间一般在30～60分钟为宜。

3. 尺寸稳定性好、精确度高　要求材料凝固过程中和凝固后模型体积变化小，尺寸稳定、不变形，能精确复制口腔组织的解剖形态和结构。

4. 能耐热，压缩强度大，表面硬度高　要求模型材料在修复体的制作过程中，能耐受一定高温、高压而不破碎，模型表面的硬度能经受修复体制作中的磨损。

5. 不与印模材料发生化学反应　只有模型材料不与印模材料发生化学反应，才能保证模型容易从印模中脱出，并使模型表面光滑、精确。

6. 塑制蜡型的材料应体积稳定，易于雕刻，常温下容易操作，加热后易被去除，且不残留。

7. 操作简便，来源丰富，成本低，贮存方便，便于广泛应用。

第二节　石膏类模型材料

按照我国医药行业标准，把口腔用石膏按类型分为五型：Ⅰ型为口腔科印模石膏；Ⅱ型为口腔科模型石膏，又称为普通石膏；Ⅲ型为口腔科模型人造石，又称人造石、硬质石膏；Ⅳ型为口腔科高强度、低膨胀代型人造石，又称高强度人造石、超硬石膏；Ⅴ型为口腔科高强度、高膨胀代型人造石。常用的石膏类模型材料包括普通石膏、人造石和超硬石膏。

石膏类模型材料是由生石膏加工制成的。生石膏是一种天然矿物（见文末彩图3），主要成分为二水硫酸钙（$CaSO_4 \cdot 2H_2O$），在一定条件下经煅烧脱水生成半水硫酸钙（$CaSO_4 \cdot 1/2H_2O$，俗称熟石膏）。煅烧工艺不同可生成不同相态的半水硫酸钙。普通石膏主要由β-半水硫酸钙组成，其晶体颗粒细小，外形不规则，排列紊乱、松散，机械强度较低。人造石、超硬石膏则主要由α-半水硫酸钙组成，其结晶致密，外形规则，强度和硬度高。

一、普通石膏

口腔临床使用的普通石膏又称Ⅱ型石膏、煅石膏或半水石膏，是生石膏经开放式加热脱水煅烧而成的β-半水硫酸钙。

（一）凝固原理

熟石膏与水混合后，即发生水合反应，出现结晶凝固现象，生成白色不透明的二水硫酸钙，并放出热量（图3-1）。其反应过程如下：

$$2(CaSO_4 \cdot 1/2H_2O)+3H_2O \rightarrow 2(CaSO_4 \cdot 2H_2O)+Q$$

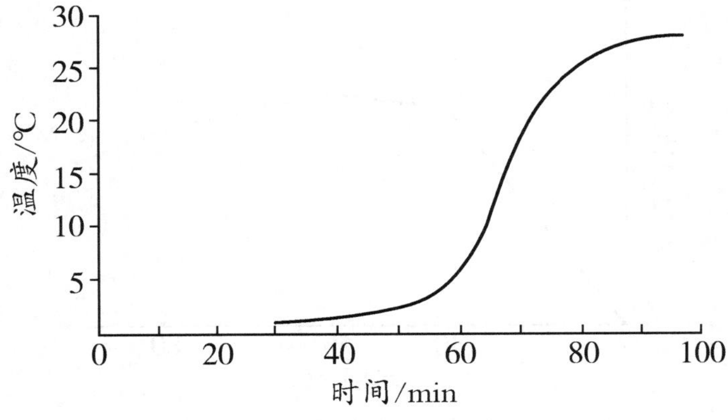

图3-1　熟石膏凝固时温度的变化

在凝固过程中，先形成的石膏晶体成为结晶核，再以结晶核为中心，二水硫酸钙结晶快速生长，形成针状晶体彼此交织成网，成为致密坚硬的固体。

凝固反应过程中，受熟石膏本身质量、水粉比例、调拌时间及速度、环境温度、调拌器械是否清洁等因素的影响，其凝固速度、凝固后材料的强度等不同。

（二）性能

1. 凝固性能　熟石膏的凝固过程可分为初凝和终凝两个阶段。从调和开始计算，初凝的时间一般为 8～16 分钟，此时石膏具有一定的坚韧程度，石膏表面失去光泽，不易破碎，但可用刀切削。终凝的时间一般为 30～45 分钟，此时石膏仍没有完全凝固，但固体已经比较坚硬，能从印模中分离出来而不变形、不断裂。24 小时后石膏完全凝固。石膏的凝固时间受下列因素的影响：

（1）熟石膏粉的质量：在加工熟石膏过程中煅烧的温度和时间可直接影响熟石膏的质量。若生石膏含量较高，凝固结晶核心也较多，凝固速度加快。熟石膏粉若在运输和储藏过程中吸水受潮，可使凝固强度下降，凝固时间延长，甚至不能凝固。因此，石膏应储存于密闭容器中。

（2）水粉比：普通石膏在临床使用时的水粉比为 0.4～0.5[(40～50)mL：100g]。正确的调和比例既能保证石膏模型具有足够的强度，又能使操作者有充足的操作时间。当水量过多时，凝固时间延长，抗压强度和表面硬度明显降低；而水量过少时，凝固时间缩短，且凝固膨胀率增大、脆性大、气泡多、表面粗糙。

（3）调拌时间和速度：调拌时间越长，速度越快，形成的结晶中心越多，凝固速度越快，但膨胀率变大，强度降低。调拌时间比调拌速度对石膏的凝固影响要大。

（4）水温的影响：水温在 0～30℃时凝固速度随水温升高而加快；水温在 30～50℃时凝固速度随水温升高无明显变化；水温在 50～80℃时凝固速度随水温升高而变慢；水温在 80℃以上时，由于反应生成的二水硫酸钙会再脱水变成半水硫酸钙，石膏不再凝固（图 3-2）。

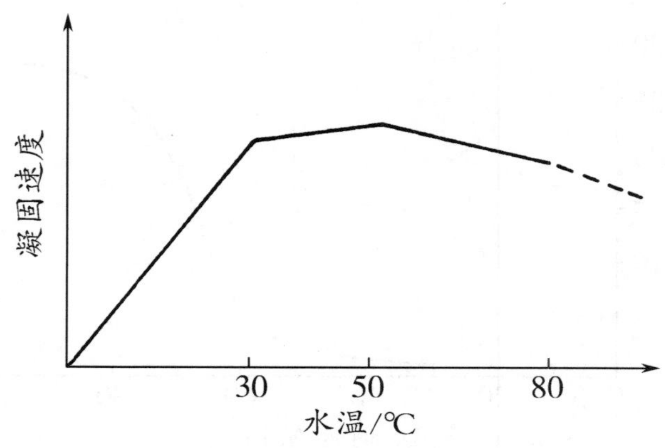

图 3-2　石膏凝固速度与水温的关系

（5）加速剂与缓凝剂：因氯化物、硫酸盐、明矾等化学物质能加快石膏凝固的速度，故把这些物质称为加速剂。加速剂还会降低石膏的膨胀率，增加强度，可在气温很低的冬天使用。硼砂、枸橼酸钾等化学物质能够延缓熟石膏的凝固速度，故把这些物质称为缓凝剂，可在气温较高的夏天适当使用。

> **考点提示**
>
> 影响熟石膏凝固时间、强度的因素

2. 膨胀性能　熟石膏在凝固过程中出现体积膨胀的现象称为凝固膨胀。普通石膏的线性膨胀率为0.2%～0.4%。这是水合反应时所产生的二水硫酸钙晶体的长大及水分蒸发致气孔的体积增大所致。凝固膨胀的大小与调和的水粉比例有关，在一定范围内，降低水粉比例或增加调拌速度能够增加体积膨胀；反之则减少体积膨胀。

当石膏模型的膨胀率影响修复体的精确性时，通常可以采用抗膨胀剂或增膨胀剂来调整模型的精度（表3-1）。

表3-1　石膏膨胀的调整

类型	品名	用量	调节范围
抗膨胀剂	硫酸钠	4%	膨胀降低0.05%
	硫酸钾	4%	膨胀降低0.05%
增膨胀剂	醋酸钠	适量	膨胀增加1%以上

在石膏凝固初期，如将正在凝固的石膏浸入水中，会使石膏体积膨胀明显增加，称为吸水膨胀。吸水膨胀是凝固膨胀的延续，可能是水的加入促进针状结晶自由生长的结果。吸水膨胀大约是凝固膨胀的2倍，常应用于包埋铸造时增加石膏型腔的体积膨胀。

3. 力学性能　熟石膏调和时的水粉比例、调拌时间和速度均可影响石膏凝固后的强度。石膏与水调和后约在15分钟内初凝，此时强度较低，可用石膏切刀等器械进行切割。30～45分钟基本凝固（终凝），此时模型具备一定的硬度和强度，是模型从印模中脱出的最佳时间。24小时后石膏才完全凝固，此时石膏的强度最高。石膏模型或代型使用前最少要有1～2小时的干燥时间，最好是隔夜干燥，以提高石膏表面硬度。

4. 溶解性能　石膏凝固后轻度溶于水，临床操作中有时需要将模型浸入水中。若浸泡时间长，模型表面石膏可少量溶解，这时可采用将模型浸入石膏饱和溶液的方法避免溶解发生。

（三）临床应用

1. 使用方法　普通石膏主要用于：①灌注普通义齿和全口义齿的初模型；②灌注对

颌模型;③制取研究模型、记录模型;④装盒、上殆架等固定用途的材料。普通石膏的调拌与灌模是口腔修复科简单而常用的操作。工艺流程如下:

先取水→后加粉→慢调拌→灌注→脱模

(1) 称取材料:根据灌注模型需要的量,用量筒取适量水置于橡皮碗中,用天平按水粉比例(40～50)mL∶100g 称量普通石膏粉,将石膏粉逐渐加入水中。临床实际操作中,以加入的石膏粉浸入水中,且表面没有过多的水为准。临床应用时可用石膏硬化剂代替水进行调和,或在模型表面直接涂层来提高石膏表面硬度、光洁度。

(2) 调拌:用石膏调拌刀同向匀速调拌。调和速度可控制在每秒转动一圈左右,调和时间以 40～60 秒为宜。

(3) 灌注:将调拌好的普通石膏从印模的高且开阔处注入。上颌从印模腭顶部注入,下颌从印模舌侧边缘高处注入。

(4) 脱模:灌注模型后 1 小时左右脱模。脱模时一手把持托盘,一手把持模型底座按牙长轴方向将模型从印模中脱出。

2. 注意事项

(1) 严格控制水粉比例(混水率为 0.4～0.5):若调和后发现比例不合适,应弃之重新称量调和。若调拌中途再加入石膏粉或水,会导致模型强度下降、凝固膨胀加大、凝固时间缩短或不能凝固。更不能用改变水粉比例的方法来调整凝固时间和速度。

(2) 调拌工具清洁:调拌工具一定要清洁,否则溶液中析出的二水硫酸钙会以调拌工具上的杂质为结晶中心,加速凝固并改变其性能。观察比例合适后应立即开始调和。

(3) 同向慢速调拌:调拌时调拌刀应贴紧橡皮碗移动,避免调拌刀敲打混合物,可减少结块和气泡的形成。调和时间不宜过长,调拌的速度不宜过快,以免人为带入气泡或形成过多的结晶中心。调拌时间过长或过短以及调拌不匀等,都会导致石膏凝固膨胀增加、强度降低。调拌均匀后,通过振荡排除气泡,再灌注。

(4) 灌注符合临床需要的石膏模型:①从印模的高而开阔处注入,边注入边振荡(可采用人工振荡或使用振荡器)排除气泡,使石膏从高处逐渐注入印模的每个细微部位;②振荡时不能用力过大,避免印模变形;③要保证模型材料有足够的厚度,模型底座的厚度不少于 10mm;④遇到前后都有缺失的孤立牙的印模,可在灌注过程中于孤立牙处放置竹木签或钢丝,以防止脱模时模型折断,但应注意竹木签或钢丝不能接触印模。

> **考点提示**
>
> 临床使用普通石膏时的注意事项

(5) 掌握脱模和模型使用的时机:①初凝时是石膏外形修整的最佳时机;②脱模应在石膏终凝后,即灌注后 1 小时左右进行,脱模困难时不能使用暴力,可先将模型和印模材料一起从托盘内取出，然后从模型上去除印模材料，以免石膏牙折断；③模型使用应在石膏凝固24小时后为宜。

（6）密闭保存：熟石膏粉容易吸潮变性，所以应存放于干燥的环境。临床一般保存在有盖的塑料桶等密闭的容器中，使用后应及时盖好容器。

二、人造石

人造石也是一种熟石膏，又称Ⅲ型石膏、硬质石膏、水石。是生石膏在密闭的容器中加热脱水制成的α-半水硫酸钙，由于其晶体结构与普通石膏不同，其物理机械性能优于普通石膏。

（一）性能

人造石的加工制作工艺复杂，脱水均匀，纯度高，其组成中不含未脱水的生石膏，也没有过度脱水的无水石膏，杂质少，结晶致密，因此人造石的凝固反应虽然与普通石膏相同，但在物理机械性能方面比普通石膏优越。其性能特点主要表现为以下几点：

1. 混水率低，为0.25～0.35［水∶人造石＝（25～35）mL∶100g］，调和时用水量仅为普通石膏的一半左右，因此孔隙小，更加致密。

2. 机械性能好　人造石的抗压强度、抗弯曲强度、硬度、表面光洁度均高于普通石膏。凝固膨胀率较小，低于普通石膏。

3. 初凝时间长　人造石的初凝时间比普通石膏要长，这使操作更加细致、到位。

4. 表面光洁度好　人造石粉末颗粒比普通石膏细腻，调和后流动性好，凝固后模型表面光滑、清晰。

5. 储存期长　人造石粉末颗粒空隙少，吸水性比普通石膏小，故储存期比普通石膏要长。

（二）用途

人造石主要用于制作可摘局部义齿、全口义齿的工作模型，也可用于冠、桥修复的模型制取，或作为填凹材料。

（三）使用方法

人造石使用方法与普通石膏基本相同。其混水率比普通石膏混水率低，使用时应严格控制混水率，以保证模型有足够的压缩强度。人造石初凝的时间相对较长，操作时间充裕，灌注时可以充分振荡，排除气泡，以使模型更加完整、清晰。贮存也要注意防潮。

考点提示

人造石在临床中的用途

三、超硬石膏

超硬石膏又称高强度人造石、超硬人造石（见文末彩图4）或Ⅳ型石膏。其组成与人造石相同，也是α-半水硫酸钙，但其晶体排列更加规则，是一种改良的人造石。

（一）性能

超硬石膏的性能与硬质石膏（即人造石）相似，但特殊的制作工艺使其所含的α-半水硫酸钙比硬质石膏的纯度更高，晶体结构致密、规则，表面积小，混水率也比硬质石膏更低，其物理机械性能方面均优于人造石，流动性更好，能够灌制出形态非常精密的模型。

几种石膏类模型材料的性能比较如表3-2：

表3-2 普通石膏、硬质石膏、超硬石膏性能比较

性能	普通石膏	硬质石膏	超硬石膏
压缩强度/MPa	12	21～35	50～110
弯曲强度/MPa	6	15.3	—
布氏硬度/($kg \cdot mm^{-2}$)	6～8	10～12	17
膨胀率/%	1.15	0.1～0.2	0.085
混水率	0.4～0.5	0.25～0.35	0.22
密度	小	大	大
晶体形态	疏松	呈棱柱状	不变形，表面积小

小知识

普通石膏、硬质石膏、超硬石膏都是用生石膏制成的，但为什么三者的物理机械性能有较大差别？

其主要原因是三者的制作工艺不同。普通石膏由生石膏经开放式加热脱水煅烧而成。方法是将研磨成粉末的生石膏置于110～120℃的温度下，脱去部分结晶水而得。反应式如下：

$$2(CaSO_4 \cdot 2H_2O) \xrightarrow{\triangle} 2(CaSO_4 \cdot 1/2H_2O) + 3H_2O$$

普通石膏的主要成分是β-半水硫酸钙，还含有少量的生石膏、无水石膏、碳酸盐、硫化物等成分。由于制作过程是在常压下加热完成的，得到的β-半水硫酸钙结晶疏松，形状不规则。

硬质石膏是由生石膏经密闭式加热脱水制成，得到的是α-半水硫酸钙，其晶体颗粒密度较大，形状规则呈棱柱形。制作方法：在1 000g生石膏粉中加入2g琥珀酸钠，与100mL水混合并搅拌均匀后装入布袋，置入压力为131.7kPa的密闭容器内，加热至123℃后恒温7小时，取出置于120℃干燥箱中干燥4～5小时，粉碎、研磨成粉，过120目筛，加入适量色素等成分即成。

超硬石膏的制作方法与硬质石膏相似，是将配制好的过饱和二水硫酸钙溶液置于密闭的压力蒸汽锅中，在135～145℃、0.2～0.3MPa压力下制作完成。

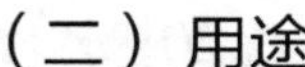

（二）用途

超硬石膏主要用于结构复杂的矫治器及可摘局部义齿工作模型的工作区；制作精密铸造模型；尤其适用于制作固定桥、嵌体和冠的模型，也可以作为填凹材料。

（三）使用方法

超硬石膏的使用方法与硬质石膏相似。使用时应注意水粉比例（混水率 0.22），否则会影响模型的压缩强度。超硬石膏多用于精密模型，为确保调拌过程中材料内无气泡且均匀一致，最好在真空调拌器内进行，调拌时间不超过 50 秒。若采用分层灌注模型（为了节约材料，印模的组织面灌注超硬石膏，其他部分灌注普通石膏），应在超硬石膏未完全凝固前灌注普通石膏，以防两种模型材料分离。

考点提示

超硬石膏在临床中的用途

同其他石膏材料一样，超硬石膏也容易吸潮变性，必须贮存在密闭容器中。

小知识

临床中有时石膏会有特殊用途：可在硬质石膏或超硬石膏的基础上，添加抗膨胀剂制成低膨胀石膏；添加不同色素生产出彩色石膏；可在石膏中加入少量树脂增加机械强度；也可加入消毒剂预防交叉感染。

第三节　耐高温模型材料

在修复体的制作中，当采用口腔精密铸造技术制作体积大、结构复杂的金属修复体及支架时，要使用带模整体铸造工艺。这就要求模型能耐高温。用于灌注这种特殊需要（耐高温）的模型材料，即耐高温模型材料。临床常用的耐高温模型材料是磷酸盐类包埋材料。

一、性能

有关性能方面的内容参见第六章第三节。

二、使用方法

耐高温模型可在印模从口内取出后直接灌注。但临床多数情况是先制取硬质石膏工作模型，然后用琼脂或硅橡胶印模材料翻制出工作模型的阴模，再用耐高温模型材料灌注到琼脂或硅橡胶印模中复制模型。以磷酸盐（包埋）材料灌注模型为例，工艺流程如下：

取印模→灌制硬质石膏模型→翻制琼脂印模→调拌磷酸盐包埋材料→灌注到琼脂印模中→脱模

1. 使用时根据用量，将硅胶悬浊液或水与二氧化硅、结合剂按 0.13～0.20［水∶粉＝（13～20）mL∶100g］的比例调和。对于一些要求更高的耐高温模型材料，常需要用真空搅拌机进行搅拌，调拌时间 60 秒左右。

2. 灌注方法同普通石膏一样，灌注到琼脂印模或硅橡胶印模中。灌注时要注意振荡（可手工振荡，也可在振荡器上振荡），排出气泡。凝固约 1 小时后方可脱模。

3. 为获得必要的吸水膨胀，可在耐高温模型材料即将固化之前灌注到琼脂印模内。

4. 耐高温模型材料也要注意防潮，可贮存在密闭的容器中。

小知识

用于钛合金铸造的耐高温模型不能用磷酸盐类包埋材料灌注，而必须选用与之相匹配的包埋材料（参见第六章第四节）。印模也不能采用琼脂复制，而需要使用硅橡胶等印模材料。

第四节　蜡 型 材 料

蜡型材料是一类高分子有机化合物，主要来源于动植物和矿物，也可以人工合成。在口腔临床制作修复体的过程中，常需要用蜡型材料雕刻成修复体的雏形——蜡模型（蜡型），然后通过包埋（装盒）、去蜡，最后铸造形成金属铸件或装盒置换成树脂。此外，蜡还可以用于粘接其他材料、暂时固定模型等。

一、性能

因为蜡的性能关系到修复体的质量，所以临床对蜡的性能要求较高。其性能要求主要有以下几个方面：

1. 软化温度与熔点范围适宜　软化温度的含义有两种：一种是蜡本身有一个特定的软化温度；一种是指广义的可供操作和塑型的温度。蜡开始熔化的温度与其全部熔化的温度不一样，完全熔化的温度往往要比开始熔化的温度高出 5～10℃，这一温度段称为熔点范围。

在实际使用中，由于软化温度与流动性、可塑性的关系密切，比熔点范围更重要，故一般商品规格中只标明软化温度。不同用途的蜡必须具备相应的软化温度与熔点范围，既要方便在常温下的常规操作、塑型，又要满足在装盒或铸造时易被清除的需要。

2. 热膨胀率小　蜡具有热膨胀率较大的特点。热膨胀率大，冷却收缩率也大。由于临床要求制作的修复体与基牙、邻牙（口腔内余留的天然牙）及其他组织器官密贴，这就要求蜡型制作过程中形变小，所以必须选用热膨胀率小（冷却收缩率也小）的蜡，从而提高蜡型的准确性。

3. 流动性合适　蜡的流动性直接影响蜡型的准确性，流动性好的蜡易于流到预备过的牙体的点、线角处，从而获得完整、准确的蜡型。蜡流动性的大小是由蜡本身的密度、黏度和软化温度所决定的。

4. 良好的可塑性　这里的可塑性是指蜡在常温下具有可以塑形的性能，是与流动性相关联的性能，即加热软化后流动性好，冷却后容易成型。成型后可以用雕刻器械对其进行雕刻，雕刻过程中蜡不易断裂，不起鳞片、碎屑或分层等。

5. 减少变形与应力释放　蜡的尺寸稳定性较难控制。这是由于蜡加热软化制成蜡型后，在冷却过程中发生收缩，使蜡的内部潜伏了相应的内应力。当蜡再次遇热时，其内应力释放，内应力松弛使蜡型有向成型前形态复原的趋势而逐渐变形，这就是蜡的遇热回复现象。例如将嵌体蜡置于37～39℃的温水中软化，然后弯制成闭合的马蹄形，随后冷却定型，再将其投入37～39℃的温水中10分钟，马蹄形会慢慢开口变形，变形最大时开口呈半圆形(图3-3)。这种遇热回复的倾向，即使在室温为37℃的情况下，只要蜡型放置的时间长一些，也同样会出现。这种现象影响了修复体的精确性。

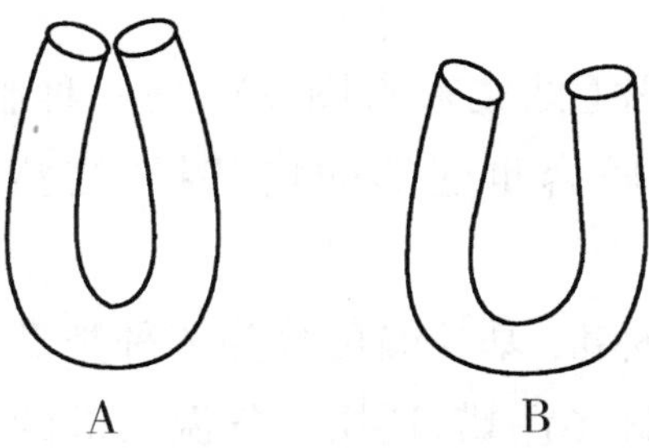

图3-3　嵌体蜡的变形与回复

A. 变形　B. 回复

在临床修复过程中，卡环蜡型的卡环臂末端变形张开、全口义齿蜡基托的后堤离开石膏模型0.5～1.0mm间隙、简单可摘局部义齿鞍基的蜡基托向颊舌侧张开翘起、3/4冠蜡型的近远中侧面自动变形张开等现象，均是由于蜡的遇热回复现象造成的。蜡的这一应力松弛回复的现象，在临床操作中必须加以考虑和注意。应该选用尺寸稳定性较高的蜡。另外蜡型制作中可采取技术控制，如将蜡型可能翘起或张开的部位仔细粘固在模型上，或用缓慢冷却固定等方法预防，蜡型制作过程中避免反复加热、冷却操作，同时防止蜡型在温差较大的环境之间移动，蜡型完成后应及时进行装盒或包埋。

6. 受热易除尽，不留残渣　基托蜡在装盒去蜡时，蜡型应在一定温度下(不超过100℃)容易软化，易去除干净而不留残渣。铸造蜡在焙烧过程中(加温至500℃)应能够气化挥发，不留下烧灼的残余物质。

7. 来源丰富，价格低廉　蜡取材方便，成本低，价格便宜，在临床上被广泛应用。

二、分类

口腔修复使用的蜡种类繁多，临床中多根据用途不同进行分类。

1. 印模蜡　咬合蜡、压形蜡。

2. 模型蜡　基托蜡、铸造蜡。

3. 工艺蜡　𬌗堤蜡、混合蜡(杂用蜡)、盒形蜡等。

临床使用最多的是模型蜡,因此,本节重点介绍模型蜡。

小知识

根据组成成分及来源,可将蜡分为以下几类:

1. 动物蜡　蜂蜡、虫蜡、川蜡、鲸蜡等。

2. 植物蜡　棕榈蜡、栌蜡、椰子蜡等。

3. 矿物蜡　石蜡、地蜡等。

三、口腔修复常用蜡

(一) 基托蜡

基托蜡又称基板蜡、红蜡片(见文末彩图5),是一种临床常用蜡,主要用于制作可摘局部义齿、全口义齿及正畸咬合重建等的蜡基托、蜡𬌗堤及可摘局部义齿人工牙的蜡型。

1. 种类　按照ADA规格标准,基托蜡可分为3种类型,其性能略有差异。

(1) Ⅰ型软质基托蜡:又称冬用蜡,适用于气温较低的冬季制作蜡型。

(2) Ⅱ型中等硬度基托蜡:又称常用蜡,深红色,软化温度在38～40℃,适用于一般气温条件。

(3) Ⅲ型硬质基托蜡:又称夏用蜡,粉红色,软化温度在46～49℃,适用于气温较高环境条件下制作蜡型。

目前国产基托蜡主要为Ⅱ型和Ⅲ型。

2. 性能　临床使用的基托蜡应质软、坚韧而不脆,加热软化后不黏手、易成型,有适当的可塑性和黏性,与石膏接触不变色,冷却后具有一定的韧性和强度,用火焰喷灼或软布蘸汽油擦拭后表面易光滑,临床使用方便。

3. 使用方法　将基托蜡在无烟的火焰上烘软,然后按需要成型或雕刻成各种外形,也可以加热熔化后浇注成蜡型。操作方法及注意事项如下:

(1) 用基托蜡制作蜡型时,先将红蜡片放在酒精灯或煤气灯火焰上均匀烘软(也可以在热水中软化或用热吹风软化),然后按要求塑制出所需形态的蜡型。也可直接将小块的基托蜡置于蜡勺中在火焰上熔化,然后用滴蜡法逐步滴塑形成所需的蜡型,以备雕刻。

(2) 对初步形成的蜡型进行雕刻外形时,应待蜡硬固后方可进行,以免蜡型从模型上分离、变形。在深雕或切削时,应将雕刀略微加热进行,避免将蜡切碎。为确保蜡型质

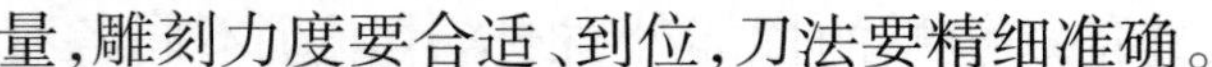

量，雕刻力度要合适、到位，刀法要精细准确。

（3）用浇注法制作蜡型时，先用合适的容器将基托蜡熔化（可采用水浴加热法），然后注入预先制好的阴模腔内，冷却后即形成相应的蜡模型。

（4）用基托蜡粘固人工牙、卡环等装置及部件时，先取适量的红蜡片置于部件及装置处，再以加热的蜡刀烫化使之熔于所需固定的地方即可。

（5）烘软和熔化基托蜡时，蜡片受热要均匀一致，温度不宜过高。用蜡刀等器械烫蜡时须掌握烫蜡火候，器械的温度也不能过高，以免其中低熔性成分受热挥发而影响蜡的性能，同时也可以防止蜡液浸入石膏模型内，造成去蜡困难。

（二）铸造蜡

铸造蜡是一类主要用于制作各种金属铸造修复体蜡型的模型蜡。一般用于制作嵌体、桩核冠、全冠、固定桥等固定修复体（见文末彩图6），可摘局部义齿的金属支架、金属基托的蜡型（见文末彩图7）。根据不同的修复需要，临床将铸造蜡分为嵌体蜡和金属铸造支架用蜡，金属铸造支架用蜡有成品的网状蜡、皱纹蜡（橘皮蜡）、支架蜡、卡环蜡（见文末彩图8）等可供选用。同时还有成品的蜡线用于安插铸道。

小知识

铸造蜡的主要组成成分为石蜡，约占60%，其他成分还有25%棕榈蜡、10%地蜡、5%蜂蜡及微量的色素。

石蜡是口腔修复用蜡的基本原料，属矿物蜡，来源于石油高沸点的产物。熔点范围为44～65℃。石蜡受热后的流动性较好，冷却凝固后具有一定的收缩性，但收缩率较小。石蜡硬度较低，质地松脆，容易折断，雕刻性能相对较差。

棕榈蜡是一种植物蜡，其熔点范围更高，在84～86℃，产品呈黄绿色，有较高的光泽度，硬度更高，但脆性也较大。在以石蜡为主的铸造蜡中加入棕榈蜡，不仅可使其熔点提高，更重要的是能提高其硬度和强度。

地蜡也是一种矿物蜡，系石油的另一种高沸点副产品。熔点范围为68～72℃，有些熔点较高的地蜡可达65～95℃。地蜡在柔性和韧性方面要优于石蜡，加入铸造蜡中可有效增加其柔韧性，提高其光泽度，改善其雕刻性能。

蜂蜡是一类动物蜡。在室温下具有韧性，在口腔温度（36～37℃）时具有可塑性并带有黏性。加入铸造蜡中可使其质地柔软、容易弯曲，提高铸造蜡的柔韧性及可塑性。同地蜡一样也可改善铸造蜡的雕刻性能，具有较高的光泽度。某些精密铸造蜡中还含有30%达玛树脂。达玛树脂也是一种可以改善铸造蜡性能的物质。铸造蜡中加入达玛树脂，可以提高其抗裂、抗脆性能，并增加其光滑性。

1. 性能和用途　铸造蜡的性能除了应该具备一般蜡的性能外，根据其用途不同各有一些特殊要求。

（1）嵌体蜡：商品一般为墨绿色或深蓝色，截面为六边形的条状。按 ADA 规格，根据其流动性和热膨胀性质的不同，临床可分为两种类型：

1）Ⅰ型嵌体蜡（口内直接法嵌体蜡）：此类嵌体蜡较硬，因其用于口内直接法制作蜡型，故对其热膨胀性能有严格的规定和要求。温度在 25～30℃时，其热膨胀率不超过 0.20%；温度在 25～37℃时，其热膨胀率不超过 0.60%。

2）Ⅱ型嵌体蜡（口外间接法嵌体蜡）：此类嵌体蜡较软，在代型上制作蜡型。用于失蜡铸造技术中嵌体、冠、桥体蜡型的制作。热膨胀对其实际意义不大，没有严格的规定和要求。

（2）铸造金属支架用蜡：商品供应的铸造金属支架蜡的形态、颜色因用途不同而各异，有片状、线状、条状、块状和各种预成型蜡。①片状蜡：有光平状、橘皮状等不同类型，有 0.3mm、0.4mm、0.5mm、0.6mm 等不同厚度；②线状蜡：剖面有圆形或半圆形，直径有 0.7mm、1.0mm、1.5mm、2.0mm、3.0mm、4.0mm 等；③预成的蜡型：有支托蜡、蜡网、卡环蜡、成品蜡牙尖、蜡冠、舌杆蜡、鞍基处用的固位蜡片、适宜牙冠造型的牙冠蜡、用于桥体制作的桥体蜡型、浸蜡液法专用的浸渍蜡、利于用铣具或刮具进行机械加工的铣削蜡（研磨蜡）等。其性能要求可稍低于嵌体蜡。为便于在不同温度条件下操作，有夏用、冬用两种商品，夏用蜡的熔点和硬度较冬用蜡高一些。

2. 使用方法　铸造蜡的用途和类型不同，用法也不同。使用方法及使用过程中应注意以下几个方面：

（1）软化的方法：与基托蜡略有不同，切忌在热水中浸泡软化，以免蜡内的某些易溶性物质溶于水而影响其性能。应将其放在无烟的火焰上均匀烘软或在烤箱中加热软化。对于厚度较薄的蜡片（如橘皮蜡等）、直径较小的蜡线等也可以用喷灯或热吹风吹软后使用。

（2）塑型与雕刻

1）嵌体蜡均匀软化后，将其压入窝洞内，为使蜡能充满窝洞（或根管）的细微结构，可将加热的探针（或废弃的根管扩大针）插入窝洞的蜡内，以使蜡能熔流到窝洞的各个点、线、角。然后根据咬合用热蜡刀或蜡勺调整厚度、形态，自然冷却，避免用冷水快速急冷，以防蜡型收缩不均匀而变形较大。

2）制作冠类修复体蜡型时则采用滴蜡成型法。雕刻时要注意恢复其原有解剖形态、咬合关系、邻接关系，尽量使之光滑、清晰、完整。蜡型表面光滑处理的方法是用尼龙布或绸布擦光，勿用喷灯喷光。

3）铸造金属支架蜡烘软后，应马上将其贴铺、按压到石膏模型上，或环绕、添加到石膏牙上，用力要轻巧，不能将其按压变形。然后用加热蜡刀将支架各部分熔接成一个整体，趁没有完全冷却硬固时用蜡刀刻去多余的部分，冷却凝固后用蜡刀雕刻成型。

(3) 脱模及包埋：嵌体、冠桥、板、杆等较小的蜡型雕刻完成后，应小心从牙体上或模型上取下置于纱布上，切勿用手再去触及蜡型，经检查满意后立即进行清洗、包埋。若为带模铸造的较大的金属支架蜡型，雕刻完成后不能让蜡型与模型分离，检查没有问题后也应该立即包埋，以备铸造。

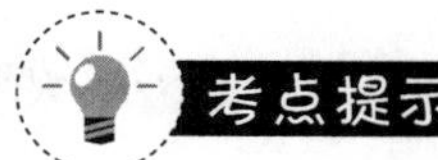

使用铸造蜡时应注意的问题

（三）EVA 树脂蜡

EVA 树脂蜡是一类含有 EVA 树脂的基托蜡或铸造蜡。

由于 EVA 树脂蜡中加入了 EVA 树脂，其性能有了很大的改善。与没有加 EVA 树脂的蜡相比，具有弹性好、弯曲强度大、工艺雕刻性能好、收缩与膨胀率小、不易折断、韧性特别好、表面更光滑等优点。通常 EVA 树脂蜡中含 EVA 树脂 3% ～ 5%。

EVA 树脂蜡的使用方法与普通基托蜡或铸造蜡的用法相同，但使用起来更方便。

（四）黏蜡

黏蜡是一种黏性较高的蜡。成品牙就是通过黏蜡固定在包装盒内的树脂板上。临床主要用于暂时粘接固定石膏模型、折断的石膏牙、待焊接的修复件以及待修补的折断义齿等。

黏蜡的黏性较基托蜡和铸造蜡显著增大，由于其含有松香、达玛树脂等特别成分，使黏蜡具有加热后黏性增加，冷却后脆性较大的特性。

黏蜡的使用方法简单，一般先将需要黏合的石膏模型或义齿对位（或对缝）拼合在一起，然后用热蜡勺取适量的黏蜡，在火焰上加热熔化后滴注到需黏合的部位，待黏蜡冷却后即可。

小知识

牙色模拟蜡

由于人类对美的要求逐步提高，为了满足患者对修复后效果的预先了解，在治疗过程中增加了牙色模拟蜡（见文末彩图 9）的运用。

高端瓷修复治疗前，在研究模型上进行牙体制备，并用牙色模拟蜡制作修复体的蜡型。这种诊断蜡型（见文末彩图 10）可直观表现修复的预期效果，适用于复杂的固定修复病例。其具有直观地向患者展示预期效果，拓展医师治疗思路的优势。牙色模拟蜡具有使用方法简便、价格便宜等优势，被很多技工加工中心和诊所已经广泛使用。牙色模拟蜡在临床和教科研方面都有广泛的应用前景。

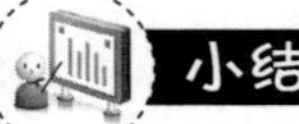

小结

模型材料是口腔修复工艺制作中重要的材料之一。正确选择和使用模型材料是修复体取得成功的重要保障。本章介绍了石膏类模型材料、耐高温模型材料和蜡型材料。围绕模型材料的性能、影响因素和使用方法进行了阐述,这些都是口腔修复工艺专业学生必须掌握的内容。

练习题

选择题

1. 良好模型材料应具备的性能不包括
   A. 良好的可塑性和最大的流动性
   B. 尺寸稳定
   C. 适宜的凝固时间
   D. 稳定的化学性能
   E. 操作简便,价格低廉
2. 能提高熟石膏模型硬度和光洁度的方法和措施是
   A. 在熟石膏的制作工艺上提高熟石膏的纯度
   B. 临床应用时用石膏硬化剂代替水进行调拌
   C. 在模型表面涂石膏硬化剂
   D. 按正确的混水率调和
   E. 以上均能
3. 可作为熟石膏促凝剂的是
   A. 氯化钠　　B. 硼砂
   C. 枸橼酸钾　　D. 醋酸钠
   E. 以上都是
4. 下列关于灌注模型的说法,正确的是
   A. 从印模的高而开阔处加入
   B. 上颌从印模腭顶部开始,下颌从印模舌侧高处边缘开始加调和好的熟石膏,边加边振荡以排出气泡
   C. 若采用分步灌模,在超硬石膏未完全凝固前灌注普通石膏
   D. 模型底座的厚度不少于10mm
   E. 以上都正确
5. 下列软化方法不适用于铸造蜡的有
   A. 无烟火焰烘软　　B. 烤箱中加热

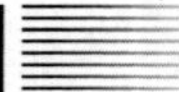

C. 热水浸泡　　D. 喷灯吹软

E. 热吹风吹软

6. 下列关于基托蜡使用的说法正确的是

A. 可在无烟火焰或热水中软化

B. 雕刻形态应在蜡硬固后进行,雕刻时注意力度和刀法

C. 烘软和熔蜡时,蜡片受热要均匀一致

D. 烘软和熔蜡时温度不宜过高

E. 以上都对

（任　旭）

第四章　聚　合　物

学习目标

1. 掌握：义齿基托树脂的分类、性能、应用及注意事项。
2. 熟悉：树脂牙的种类。
3. 了解：义齿软衬材料的性能、用法。

当牙列缺损或缺失后，需要制作义齿，代替缺失的牙齿以恢复正常的解剖形态和咀嚼功能。义齿的种类很多，其中可摘义齿是牙列缺损修复最常用的方法，基托和人工牙是其不可缺少的组成部分（见文末彩图 11）。制作基托和人工牙的材料有多种，其中聚合物是主要材料之一。

聚合物又称聚合体，是指许多重复的、小而简单的化学单位以共价键结合而成的一种分子量在 10 000 以上的高分子物质。组成高分子化合物的低分子化合物称作单体，是合成聚合物的原料。由一种单体聚合而成的聚合物称为均聚物。由两种以上单体共聚而成的则称作共聚物。高分子化合物由低分子化合物通过聚合反应获得。

聚合物有天然和人工合成两大类，天然高分子化合物有淀粉、蛋白质等，人工合成的高分子化合物有合成树脂、合成橡胶和合成纤维等。用于口腔义齿修复的高分子化合物属于后一类。制作基托和人工牙的材料有很多种，本章仅介绍树脂类的基托和人工牙材料。

第一节　义齿基托树脂

基托是可摘义齿的重要组成部分，它覆盖在无牙区牙槽嵴及黏膜上，与承托区黏膜直接接触，将义齿的各个部分连接在一起，固定人工牙，传递和分散𬌗力。制作义齿基托的主要材料是义齿基托树脂。

理想的义齿基托材料应具备下列条件：

1. 化学性质稳定，不溶于唾液及食物，不易老化。

2. 物理机械性能良好，能行使正常的咀嚼功能而不致变形、折裂，具有一定的硬度及耐磨性。

3. 对口腔组织无毒、无刺激、无不良气味。

4. 体积稳定性好，在制作过程中、制作完成后，以及在口腔内体积变化小。

5. 制作简便，表面抛光容易，易于修补，与牙龈色泽接近，不易变色。

6. 质地轻，价格低廉。

目前广泛使用的义齿基托材料是聚甲基丙烯酸甲酯树脂及其改性产品，根据其聚合固化方式分为热凝义齿基托树脂、自凝义齿基托树脂、光固化型义齿基托树脂和热塑注射型义齿基托树脂等四种。

一、热凝义齿基托树脂

热凝义齿基托树脂简称热凝树脂，是指需要通过加热至65℃以上才能发生聚合固化的树脂（见文末彩图12）。热凝义齿基托树脂一般由粉剂和液剂两部分组成，分别为牙托粉和牙托水。

（一）聚合原理

临床应用时，牙托粉和牙托水按一定比例调和后，牙托水缓慢渗入牙托粉颗粒内，使颗粒溶胀，经一系列变化而形成面团状可塑物，将此可塑物充填入型盒内的义齿阴模腔内，进行加热聚合处理（简称热处理）。当温度达到68～74℃时，牙托粉中的引发剂过氧化苯甲酰（BPO）发生热分解，产生自由基，进而引发甲基丙烯酸甲酯进行链锁式的自由基聚合，最终形成坚硬的义齿基托。

（二）性能

热凝树脂的品种不同，性能也有较大差异。随着科学的进步，材料的更新换代，材料的物理机械性能有很大提高，如现在的许多热凝义齿基托树脂在其牙托水中常加入二甲基丙烯酸酯类交联剂，聚合粉多为改性的丙烯酸酯共聚粉等。目前，临床应用最广泛的热凝义齿基托树脂仍是聚甲基丙烯酸甲酯（PMMA），其性能如下：

1. 机械性能　热凝义齿基托树脂是目前性能较好的基托材料，其主要机械性能见表4-1。

表4-1　热凝义齿基托树脂的机械性能

压缩强度 /MPa	拉伸强度 /MPa	挠曲强度 /MPa	冲击强度 /($kJ \cdot m^{-2}$)	弹性模量 /GPa	布氏硬度 /MPa
70～120	50～60	80～120	6～9	2～3	186～205

由于热凝PMMA基托树脂还存在韧性不足、硬度不大等问题，有时会出现义齿折裂等现象，影响义齿的正常使用。近年来，一些具有高强度、高韧性的义齿基托树脂应用于临床，取得较好效果。其冲击强度提高，韧性得到明显改善。

2. 物理性能

(1) 温度影响：热凝义齿基托树脂的温度膨胀系数较天然牙、瓷牙及金属等大得多。在冷、热变化中，由于膨胀程度不同，容易造成与树脂基托相连的瓷牙或瓷牙周围的树脂折裂，或导致基托与瓷牙及有关金属支架之间的结合发生松动，影响义齿的正常使用。

热凝义齿基托树脂在94℃以上的温度中会变形，因此，切忌在过热的水中浸泡清洗，以免基托变形影响基托与口腔组织的密合。若材料中加入交联剂，则热变形温度随交联剂含量的增加而不断提高。

(2) 吸水性：PMMA是极性分子，具有一定的吸水性。基托吸水后体积稍有膨胀，能部分补偿聚合造成的体积收缩，改善义齿基托与口腔组织间的密合性。义齿基托失水干燥后，会引起变形，因此，义齿基托制作完成或取下后应浸泡于冷水中。

(3) 体积收缩：当甲基丙烯酸甲酯(MMA)聚合后，密度增大，体积收缩。当牙托粉与牙托水按体积比3∶1混合，理论上调和物聚合后体积收缩为7%，线收缩为2%。事实上，临床制得义齿的收缩率远没有这么大。一般认为，基托树脂包埋于石膏型盒之中，且形态复杂，在聚合时其收缩会受到石膏模型、型盒等因素的限制。

(4) 应力及裂纹：由于受到型盒内石膏模型的限制，义齿基托在热处理过程中只发生部分体积收缩，冷却至室温时，基托内部就有潜伏的应力存在。在以后的长期使用中，应力就会慢慢释放出来，导致义齿基托轻微变形，致使基托树脂内部及表面产生微细裂纹或裂缝，甚至最终导致义齿基托折裂。

3. 化学性能

(1) 溶解性：义齿的基托树脂和牙托粉一样，能溶于MMA、丙酮、氯仿等有机溶剂。乙醇及一些消毒液尽管不溶解基托树脂，但能使基托表面产生微细的银纹，使表面泛"白花"，影响其性能及寿命，因此，应避免使用乙醇等有机溶剂浸泡、擦洗义齿基托。

(2) 老化性：高分子材料在日光、大气、力和周围介质的作用下，会出现发黄、龟裂、变形、机械强度下降等老化现象。PMMA的耐老化性相对较好，但随着时间的增加，冲击强度略有上升，拉伸强度、透光率略有下降，抗银纹性及分子量明显降低，色泽逐渐泛黄。

(3) 易燃性：单体在光、热、电离辐射和自由基激发下容易聚合，属于一级易燃液体，与空气以一定比例混合时，容易发生爆炸。因此，牙托水应避光储存于低温、干燥的通风处，并远离火源，防止碰撞。而牙托粉储存性能较好，长期放置不会变质。

4. 生物学性能　一般情况下，固化完全的PMMA对人体的毒性很小，口腔组织容易耐受。但是，临床使用的义齿基托不同程度地残留单体，而单体对人体有一定的刺激作用，特别是对口腔黏膜有刺激性，个别患者可能会出现过敏反应，表现为局部黏膜变白或轻度红斑，甚至出现多发性大面积疱疹、糜烂、溃疡。

人体接触单体时，皮肤敏感者局部会出现红斑，感到瘙痒。为了确保操作者的身体健康，在操作中应尽量避免用手直接接触未固化的调和物。

（三）应用

操作流程如下：

模型准备→调和材料→填胶→热处理→开盒

1. 模型准备　选择大小合适的型盒，将义齿蜡型用石膏包埋在型盒中，待石膏硬固后去蜡，形成义齿基托的阴型，涂分离剂备用。

2. 材料调和　牙托粉和牙托水调和比例通常为3∶1（体积比）或2∶1（重量比）。临床应用时，可将适量牙托水置于清洁的玻璃（或瓷质）调杯中，再撒入牙托粉；也可在适量牙托粉中加入牙托水，直至牙托粉完全被牙托水所润湿但又看不出多余的牙托水，即为合适的比例。以不锈钢调刀调和均匀，加盖，以免牙托水挥发。

3. 调和后的变化　粉液混合后，牙托水逐步渗入牙托粉内，渗入过程被人为地分为以下六个阶段：

（1）湿砂期：由于牙托水尚未渗入牙托粉内，存在于牙托粉颗粒之间，看上去好像水少粉多。此时调和阻力小，无黏性，触之如湿砂状。

（2）稀糊期：此时牙托粉表层逐渐被牙托水所溶胀，颗粒挤紧，粒间空隙消失，外观似浆糊状，流动性较大，调和时无阻力。

（3）黏丝期：牙托水继续溶胀牙托粉，牙托粉颗粒进一步结合成为黏性的整块，此时易于起丝，不宜再调和，要密盖以防牙托水挥发。否则会黏着器械，并使制成的义齿基托产生气泡，影响义齿基托的质量。

（4）面团期：又称可塑期或充填期。牙托水与牙托粉结合，牙托粉被全部溶胀，黏着感消失，呈面团状，可随意塑成任何形状。此期为填塞型盒的最适宜时期。

（5）橡胶期：调和物表面牙托水挥发变硬，内部还在变化，呈较硬而有弹性的橡胶状。

（6）坚硬期：调和物继续变化，牙托水进一步挥发，形成坚硬脆性体。其中的牙托水并未聚合，牙托粉的颗粒间仅依靠吸附力结合在一起。

上述变化是一连续的物理变化过程，各期之间没有明显的界限，同时各期的到达时间和持续时间，也会受调和比例、室温等因素的影响，而最后形成的硬性脆性体并不是我们所期望的聚合体，其强度很低。如要获得具有一定强度、固化完全的聚合体，就必须经过热处理。

面团期是充填型盒的最佳时期。一般来说，在室温（20℃左右），按照常规粉液比，开始调和至面团期的时间是20分钟左右，整个面团期持续约5分钟。临床上必须掌握好以上两个时间，以便能够从容地完成操作。

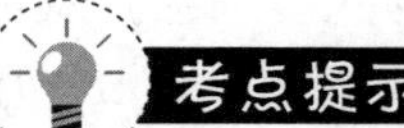

填塞型盒的最佳时期

影响面团期形成时间的因素有三点：①牙托粉的粒

度。粒度越细，到达面团期所需时间就越短；粒度越粗，到达面团期的时间就越长。②粉液比例。在一定范围内，粉液比大，则材料容易达到面团期；粉液比小，则需较长时间才能达到面团期。必须强调，不能为了调整面团期形成的时间而人为改变粉液比例，否则，将降低基托的强度，影响基托的质量。③温度。室温高，到达面团期的时间缩短；室温低，到达面团期的时间延长。

在临床操作时，为了加快或延缓面团期形成的时间，可以通过改变温度来调整。在夏天，为了延缓面团期的形成时间及持续时间，可将装调和物的杯子放入低温的冰箱或冰水中。在冬天，可将调和物用温水浴来加快面团期的形成，但不可在火焰上加热，因牙托水的液体或蒸汽具有可燃性。用温水加热时，注意不要让水接触到调和物，温度不可超过55℃，以免引发聚合，使调和物易变得较硬而无法充填型盒。

小知识

缩短面团期形成时间的操作方法

可采用微波照射来缩短面团期形成的时间，其方法是将调和物置于微波炉中（功率500W）照射15秒，1～2分钟即达到面团期。此法的优点是加热内外均匀，速度快。但是，照射时间不可太长，以免材料聚合固化，影响充填操作。

4. 填塞　填塞操作应在面团期内完成。调和物应捏塑均匀，加压填入型盒内，必须使调和物充满整个型腔。填塞完毕，在上下型盒之间衬一张浸湿的玻璃纸，然后在压榨器上均匀缓慢加压，直至上下型盒严密闭合。再缓慢分开上下型盒，去除玻璃纸和挤出的多余调和物，最后，将型盒闭合、压紧、固定，进行热处理。

5. 热处理　是将填塞好的树脂加热处理，使其中的单体聚合，完成义齿基托的固化成型。热处理通常采用水浴加热法，目前，常用的水浴加热法有以下三种：

（1）将型盒置于70～75℃水中，恒温90～120分钟（视充填树脂的体积大小而定），然后升温至100℃，维持30～60分钟，自然冷却。此方法速度最快。

（2）将型盒置于温水中，90～120分钟（视充填树脂的体积大小而定）缓慢匀速升温至100℃，维持30～60分钟，自然冷却。此方法最简便。

（3）将型盒置于70～75℃水中，维持9小时以上，自然冷却。此方法所用时间虽长，但基托性能最好。

热凝义齿基托树脂材料热处理过程是单体的聚合过程。MMA在聚合过程中有链引发阶段和链增长阶段。链引发阶段是吸热反应，当水温达到70℃以上时，型盒中树脂调和物的温度达到60℃以上，引发剂BPO吸收热量分解产生自由基，引发MMA聚合。在链增长阶段，聚合反应在极短的时间内放出大量的热量，由于树脂被包在石膏之中，石膏是热的不良导体，树脂温度会急剧上升。若此时型盒外水的温度又很高，型盒内外温差不大，型盒内热量不能有效散发，树脂的温度会迅速超过甲基丙烯酸甲酯的沸点，甚至达到

135℃。高温会使未聚合的MMA大量蒸发，最终在聚合的基托中形成许多气泡，将严重影响基托的质量。因此，对热处理的加热速度应进行控制，升温不可以过高、过快。

图4-1是水浴加热速度与型盒内树脂温度上升的关系图。显然，图中曲线C所示的加热速度过快可能导致基托较厚处产生气孔，而曲线A所示的加热速度过慢会使义齿基托较薄部位固化不良，因为其型盒内义齿基托未能达到100℃。

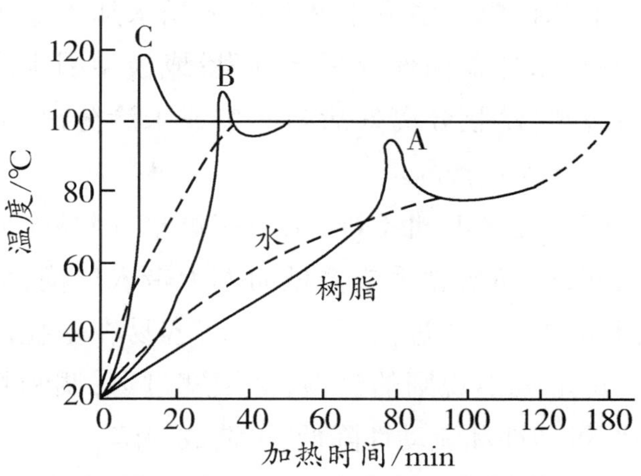

图4-1 水浴加热速度与树脂温度上升的关系（A、B、C示）

升温速度的控制取决于义齿基托的大小。基托小而薄，则聚合时产热少，就不易产生气泡，可以较快加热；基托大而厚，则聚合时产热多，若升温速度过快容易产生气泡，影响基托的质量，应减缓加热的速度。

临床采用图4-2所示加热速度，能使基托得到良好的固化，不会产生气泡，也较节省时间。在这种热处理中，当水温达到68～70℃时，引发剂受热分解产生自由基，引发MMA聚合固化。聚合过程中放出大量的热量，使树脂内部温度迅速上升，但由于水浴温度较低，型盒内外温差大，可使部分热量向外传导散发。这样树脂的温度不至于超过MMA的沸点，也就不会在树脂内形成气泡。待聚合高峰过后，将水浴温度升至100℃，保持此温度0.5～1小时，使基托较薄处及残留单体较彻底地聚合。

（四）注意事项

1. 基托中产生气泡的原因　在基托的制作过程中，若违反操作规程，会导致气泡产生，气泡的存在会成为基托断裂的引发点，严重影响基托的质量。产生气泡的原因有以下几点：

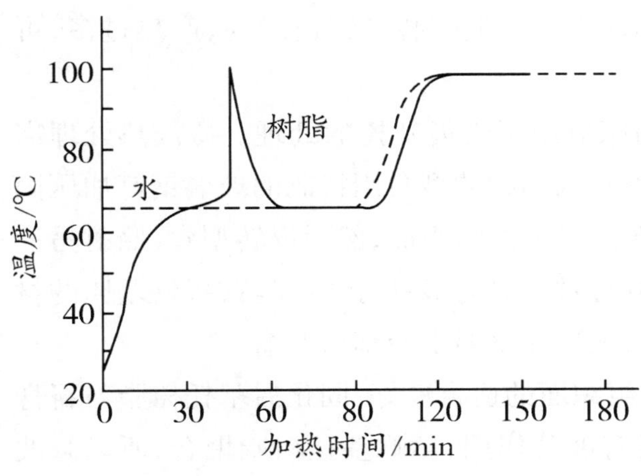

图4-2 推荐的热处理加热速度

（1）热处理升温过快、过高：热处理时如升温过快、过高，使尚未聚合的单体因挥发而变成气体，又无法逸出已聚合的树脂表面，会在基托内部形成许多微小的球状气泡，分布于基托较厚处，且体积越大，气泡越多（图4-3）。

（2）液粉比例不当：①牙托水过多，聚合收缩大且不均匀，可在基托各处形成不规则的大气泡或空腔；②牙托水过少，牙托粉溶胀不充分，可形成微小气泡，均匀分布于整个基托内。多见于调和时牙托水加入量不足;调杯未加盖而使牙托水挥发;或模型因未浸水,石膏阴模腔分离剂涂布不匀或未涂分离剂,牙托水渗入石膏内。

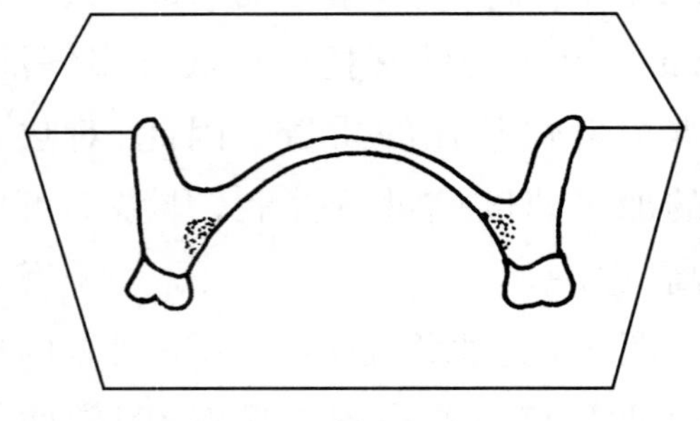

图 4-3 气泡分布示意图

（3） 充填时机不准:①填塞过早,因黏丝期时填塞,调和物黏手或器械而人为带入气泡,而且调和物流动性过大,不易压实,容易在基托的各部位形成不规则的气泡;②填塞过迟,调和物过硬,可塑性和流动性降低,可造成缺陷。

（4） 压力不足:装盒时型盒未压紧,会在基托表面产生不规则的较大气泡或孔隙,尤其在基托细微部位形成不规则的缺陷性气泡。

2. 基托变形的原因

（1） 装盒不妥,压力过大:若上下型盒仅石膏接触受力,填塞基托加压过大时,会使石膏模型变形,从而导致基托变形。

（2） 填胶过迟:调和物超过面团期,可塑性差,若强压成型,常使模型变形或破损,使义齿支架或人工牙移位,导致基托变形。

（3） 基托厚薄不均匀:基托蜡型厚薄不均,各处的聚合收缩不同,也会使基托外形改变。

（4） 升温过快:基托树脂是热的不良导体,热处理时如升温过快,则基托表层聚合速度较内部快,造成不均匀收缩而导致基托变形。

（5） 冷却过快,开盒过早:因基托内外温差过大,造成基托收缩不一致,而且会使在基托内所潜伏的应力在出盒后释放,造成基托变形。开盒过早,还易使尚未充分冷却和硬化的基托被拉变形。热处理完成后,型盒内的义齿在模型和型盒的限制下,如果缓慢冷却,则其内外收缩可趋一致。因此,在热处理后,型盒在室温下冷却 2～3 小时才能开盒,或者在自然冷却 1 小时后,再经冷水(10℃)浸泡 10 分钟才能开盒。

（6） 打磨局部产热过高:开盒打磨义齿基托时,由于打磨机转速过高,产热过多,可导致义齿基托局部温度过高,而使基托变形。

随着材料学的发展,微波热处理法也被临床应用于义齿基托的处理。微波热处理需要用特制的玻璃钢型盒,其热处理过程是:将填好调和物的型盒用特制的玻璃钢钉加压固定,然后放入微波炉内进行微波照射,一般先照射义齿的组织面,然后反转型盒,照射另一面。以 550W 微波炉为例,每面照射 1.5～2.0 分钟。具有极性分子结构或极性基团的材料吸收微波后,材料内部温度迅速升高而聚合,最后在室温下冷却后开盒。

微波热处理法具有处理时间短、所制基托组织面的适合性好、固化后基托树脂与石膏分离效果好等优点。但是,由于金属对微波具有屏蔽作用,影响基托树脂聚合,所以微波处理的义齿中不能含有金属结构。

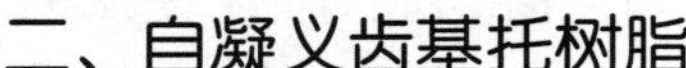

二、自凝义齿基托树脂

自凝义齿基托树脂简称自凝树脂。所谓自凝是相对加热固化而言的，是指在室温条件下就能够聚合固化，不需额外加热的意思。

自凝树脂是由粉剂和液剂两部分组成的，分别为自凝牙托粉和自凝牙托水。

（一）聚合原理

自凝树脂的聚合过程与热凝树脂相似，所不同的是链引发阶段产生自由基的方式不同。自凝牙托粉与自凝牙托水调和时，促进剂可使引发剂（BPO）在常温下迅速释放出自由基，其实质是两者发生剧烈的氧化还原反应，同时产生大量热能，引发其聚合，产生自凝作用。

（二）性能

由于自凝树脂是在常温下通过氧化还原反应引发聚合，快速固化而成，因此不同程度地存在着聚合物分子量小、残余单体含量较多、机械强度低、容易产生气泡和老化变色等缺点。

1. 机械性能　自凝树脂的机械性能整体上不如热固化型树脂，韧性较差、脆性较大，但刚性较好。采用 MMA-EA-MA 三元共聚粉可以改善自凝树脂的韧性，综合性能也有所改善。

2. 聚合收缩　自凝树脂线收缩约为 0.43%，热凝树脂线收缩约为 0.39%，相差不大，它们的尺寸准确性与形态稳定性也近似。若采用糊塑成型法，因单体用量较多，其线收缩可高达 1.03%。

3. 残余单体　由于自凝树脂是在促进剂影响下短时间内快速完成聚合的，因此在聚合后尚有部分单体。这些残余单体在基托中起着增塑剂的作用，既降低基托的强度，又引起基托氧化变色，还可能导致基托扭曲变形。经测定可见自凝树脂聚合后的剩余甲基丙烯酸甲酯含量均高于一般热凝树脂。

4. 色泽稳定性　自凝树脂中残留的促进剂和阻聚剂继续氧化，使自凝树脂较热凝树脂容易变色。其变色的程度与促进剂和阻聚剂的种类及用量有关。

5. 聚合热　自凝树脂在聚合过程中也有反应热的产生，基托的体积越大，促进剂或引发剂的量越多，环境温度越高，则反应热愈大。高反应热可使树脂聚合速度加快，硬固时间缩短，同时可使聚合比较完全，减少残留单体的含量。

6. 平均分子量　聚合后的自凝树脂的平均分子量是由牙托粉的分子量和 MMA 经聚合形成的聚合物的平均分子量决定的。自凝牙托粉的分子量低，而且 MMA 经氧化还原引发体系引发聚合后所形成的聚合物的平均分子量也较热凝树脂低。因此，自凝树脂固化后的平均分子量低于热凝树脂。

（三）应用

由于自凝树脂能在室温下快速成型，与热凝树脂相比，具有操作简便、省时等优点，深受广大修复工作者的欢迎。但是，目前自凝树脂的性能还不如热凝树脂，临床使用时要扬长避短，切勿滥用。自凝树脂主要用于义齿重衬、义齿基托修补、制作正畸活动矫治器、腭护板、牙周夹板、个别托盘及临时义齿等。

操作流程：调和材料→糊塑成型→聚合

1. 调和　按一定的比例2∶1（重量比）或5∶3（体积比）取适量的粉剂和液剂，一般先置液剂于调杯内，然后再加粉剂于调杯内，只能稍加调和，加盖放置，以免聚合过快产生过多气泡。

2. 成型

（1）糊塑成型法：可先将石膏模型浸水，然后在模型相应的组织面上涂分离剂，按上述方法取适量的粉剂和液剂调和，至糊状末期，直接在模型上糊塑成型，树脂固化前可适当加压，常压或气压聚合。折断基托修补和基托重衬用的也是此方法，不同的是使用调和物的适宜时期是黏丝期。

（2）模压成型法：待调和的树脂至面团初期时，将调和物填塞于型盒内并加压成型，不需要热处理。可将型盒置于37℃的温水中，使反应热迅速扩散，减少单体蒸发形成的气泡。

3. 聚合

（1）常压聚合：修复体糊塑后，让其常温、常压下聚合。初步固化后连同模型一起置于60℃热水中浸泡30分钟，以促进树脂进一步固化，降低残留单体的含量。待冷却后适当调整咬合、打磨、抛光。

（2）气压聚合：自凝树脂聚合时产生大量的热，可使树脂的温度突然上升，甲基丙烯酸甲酯迅速蒸发，从而形成大量的气泡，使材料的机械强度大为降低。采用气压聚合成型可较好地解决这一问题。其方法是：将初步糊塑的修复体置于37℃的气压锅内，加压0.35～0.4MPa，聚合10～15分钟，然后按水浴热处理法进行其他常规处理。

气压聚合方法的整个操作过程与热凝树脂的热处理基本一致，不同之处是把机械加压变成气压，水浴由100℃变成37℃。该方法既保证了自凝树脂快速固化和操作方便的优点，又克服了其主要缺点，使聚合反应热在水浴中迅速扩散并下降，避免了单体蒸发形成气泡的可能，较好地将自凝树脂应用于临床。

（四）注意事项

1. 模型应浸水并均匀地涂以分离剂，以便树脂成型后能很好地分离，并且可以避免干燥的石膏模型吸收大量的单体，导致基托组织面粗糙和微小气泡。

2. 调和时，一次性沿杯壁缓慢平稳搅匀，避免将空气带入树脂内部。迅速调和后，加盖，以免自凝牙托水挥发。

3. 根据不同成型法所要求的时期进行填塞，避免用手捏塑，以免黏手，甚至引起过敏反应。

4. 通过适当的加温或降温措施，控制树脂的聚合时间，既可以保证充足的操作时间，又能使固化时间不至于过长。

5. 糊塑成型法在材料调和时的糊状末期糊塑成型，此期流动性好，不黏丝，不黏器具，容易塑形。若塑形过早，调和物流动性过大；若塑形过迟，调和物已进入黏丝期，易黏器具，不便操作，也易带入气泡。

6. 用直接法重衬或修补时，为了保护口腔黏膜，在接触自凝树脂的软组织表面事先涂布液状石蜡或甘油，可起到一定的保护作用。

7. 自凝树脂对牙体组织无黏着性，与某些复合树脂材料不同，因此自凝树脂不能应用于要求与牙体组织黏合的修复。

8. 自凝牙托水应密闭于深色容器内，注意避热、避光。

三、光固化型义齿基托树脂

市售的光固化型义齿基托树脂为面团状可塑物，可直接在石膏模型上塑型或在已有义齿上重衬，省去了传统义齿制作蜡型、去蜡、热处理等工序，使用方便。该材料经一定波长的光照射后固化，有充裕的操作时间。制作的义齿在色泽、尺寸稳定性、适合性方面显示出潜在的优势。

（一）性能

1. 固化特性　光固化型义齿基托树脂通常需要放入专用的箱式光固化器内，经特定波长的光线照射一定时间后才能固化。一般光固化基托树脂对波长为 430～510nm 的蓝色光最为敏感。由于光线穿透材料的能力有限，光固化基托材料的光照固化深度有一定的限度。就一般材料来说，固化深度为 3～5mm。

2. 机械性能　与热凝树脂及自凝树脂相比较，光固化型基托树脂的机械性能特点是硬度高、刚性大、受力不易变形，但脆性较大。

3. 操作性能　光固化型义齿基托树脂一般为单糊剂型，使用前不必调和，直接在模型上排牙塑形，有充裕的时间进行操作，而且，经光照射固化，固化时间短。采用光固化义齿基托树脂对义齿进行重衬，有充分的时间让患者进行肌调整，重衬效果好。

（二）应用

光固化型义齿基托树脂主要用于简单义齿制作、矫治器的制作、基托重衬、义齿修补、临时冠桥的制作及个别托盘的制作等。

四、热塑注射型义齿基托树脂

热塑注射型义齿基托树脂一般为热塑性树脂，如聚酰胺（尼龙）、聚碳酸酯及聚酯材料。其是一类高强度弹性材料，抗折力强，有较好的柔韧性和半透明性，故可用它制作具有一定弹性、半透明的基托和树脂卡环，带入口中不易被察觉，具有较好的美观性，这类义齿被誉为隐形义齿。

具体应用时，首先将装有树脂的注射筒放入专用的加热器中加热，使其软化成黏流

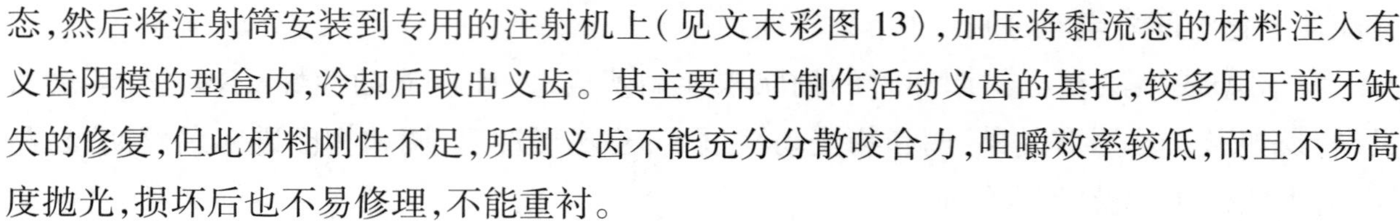

态，然后将注射筒安装到专用的注射机上（见文末彩图 13），加压将黏流态的材料注入有义齿阴模的型盒内，冷却后取出义齿。其主要用于制作活动义齿的基托，较多用于前牙缺失的修复，但此材料刚性不足，所制义齿不能充分分散咬合力，咀嚼效率较低，而且不易高度抛光，损坏后也不易修理，不能重衬。

第二节　造牙树脂及树脂牙

一、造牙树脂

造牙树脂分为热固化型和室温化学固化型两种。其主要用于临时冠和人工牙的制作，由粉剂（造牙粉）和液剂（牙托水）两部分组成。近几年来，国内外又开发出硬质造牙树脂，其性能明显提高。

（一）热固化型造牙树脂

热固化型造牙树脂又称热凝造牙树脂，由造牙粉和牙托水组成。其材料组成与热凝义齿基托树脂基本相同，区别是粉粒粒度更细，分子量较大，而且需要加适量颜料染色。

（二）室温化学固化型造牙树脂

室温化学固化型造牙树脂又称自凝造牙树脂，一般是在热凝造牙粉中加入引发剂，在牙托水中加入促进剂，即成自凝造牙树脂，其使用方法和注意事项同自凝义齿基托树脂。

（三）硬质造牙树脂

硬质造牙树脂又称冠桥硬质树脂，具有强度高、硬度大、耐磨性好、吸水性低、耐热、颜色稳定性好等优点，是一种新的增强型造牙树脂。

硬质造牙树脂按聚合方式的不同，可分为热固化型、化学固化型和可见光固化型三种。

1. 热固化型硬质树脂　与热固化型造牙树脂的不同之处主要是在粉剂中加入了经活化处理的超微无机填料，明显提高了树脂的硬度和耐磨性。其应用方法同热凝义齿基托树脂。

2. 化学固化型硬质树脂　在热固化型硬质造牙粉中，加入引发剂（BPO），混匀即成化学固化型硬质造牙粉。在热固化型牙托水中加入促进剂即成化学固化型牙托水。其性能和应用方法参照自凝义齿基托树脂。

3. 可见光固化型硬质树脂　在热凝硬质树脂的基础上，增加可见光固化的光敏引发体系，即成可见光固化型硬质树脂。其包装为单组分，有多种色调可供选择，并配有相应的粉剂和糊剂遮色材料。其操作方便，时间充裕，分层聚合，精确成型。成型后光照约 90 秒即可迅速固化。

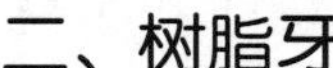

二、树脂牙

树脂牙是由聚合物制成的人工牙，适用于牙列缺损、缺失的修复，可作为恢复天然牙冠外形和功能的牙冠材料（见文末彩图 14）。

（一）性能

1. 良好的色泽　由于采用了多层成型法，目前大多数树脂牙均具有良好的多层色特点，甚至达四层，这样牙齿色泽的层次性及半透明性得到再现。有的树脂牙还加有荧光颜料，在光线照射下，使义齿色泽逼真，类似天然牙。

2. 物理机械性能　树脂牙密度低、线胀系数大、弹性模量低、硬度低、韧性好。但吸水后尺寸略有改变，耐热性较差、耐磨性差，不适于对颌牙为金属、瓷牙的义齿。

3. 与基托树脂的结合　树脂牙与基托树脂的结合强度高于瓷牙与基托树脂的结合强度，这是因为树脂牙在组成上与基托树脂相似，两者为化学结合。树脂牙与瓷牙的应用性能比较见表 4-2。

表 4-2　树脂牙与瓷牙临床应用性能比较

性能	树脂牙	瓷牙
密度/（$g \cdot cm^{-3}$）	1.2	2.4
线胀系数/K^{-1}	80×10^{-6}	7×10^{-6}
弹性模量/GPa	2.5	80
维氏硬度/MPa	200	5 000

（二）常用成品树脂牙

1. 成品树脂牙　是由生产厂家专门制作，有不同的规格和型号供临床所选用。按制作材料的不同分为以下几类：

（1）聚甲基丙烯酸甲酯树脂牙：俗称塑料牙，具有密度小、韧性大、不易碎裂和折裂、与基托结合牢固、易磨改抛光、色泽逼真等优点。其缺点是强度低、硬度小及耐磨性差。工厂一般采用模塑成型、浇注成型、注压（注塑）成型等方法制作。

早期的 PMMA 树脂牙由 PMMA 均聚物制成，其耐磨性和硬度均较差，现已基本不用。目前市售树脂牙采用丙烯酸酯类二元和多元共聚物并加入交联剂聚合制作，产品性能得以较大提高，并已形成了不同规格的耐磨型树脂牙。

（2）工程树脂牙：由尼龙、聚碳酸酯和聚砜等工程塑料注塑而成。其优点是机械强度高、不易碎裂，缺点是吸水性大、与基托树脂结合性较差，目前尚未广泛应用。

（3）复合树脂牙：又称为“塑钢牙”，是在传统树脂牙的基本成分中加入一定量的无机填料，提高了树脂牙的强度和耐磨性。常用的填料是经硅烷活化处理的超微二氧化硅（SiO_2）类填料。复合树脂牙具有表面光洁度高、色泽稳定性好、耐磨性和硬度明显提高的特点。尤其是不同颜色和基料的多层复合制作工艺的采用,使树脂牙的色泽和半透明性更接近于天然牙。其表层耐磨性和硬度较高,内层韧性较大,各层树脂间牢固结合成一个整体,是目前临床上较常用的树脂牙。

2. 成品树脂牙列　制作成品树脂牙列的材料与成品树脂牙基本相同。其制作工艺是根据正常人的测量参数选择制作钢模具,将树脂经调和、充填、加压、修整等工序处理后,置于烘箱中加热聚合成型(干热聚合法),再修整、磨光、抛光。树脂牙列的型号是以 7|7 直线宽度的毫米数为基准,分为 44、46、48、50、52、54 等 6 种型号,其中 44 型为后牙反𬌗;46 型分正常和后牙反𬌗两种;48、50 型均有上颌前突型,一般有 9 种规格。

3. 成品树脂牙面　制作成品树脂牙面的材料和工艺与制作成品树脂牙基本相同,目前还有由工厂生产的超薄型、遮盖型的树脂牙面。

(三) 应用

根据缺失的天然牙的牙位、大小、颜色,选用不同型号、色调的树脂牙,一般用于制作可摘局部义齿和全口义齿,临时冠、桥及天然牙贴面。可根据不同的缺牙间隙的大小和咬合情况对树脂牙进行磨改。

第三节　义齿软衬材料

义齿软衬材料是一类应用于义齿基托组织面,固化后具有一定柔软弹性的义齿衬垫材料。其主要用于某些无法忍受义齿坚硬基托压迫的牙列缺失患者,也可用于填塞颌面修复体或可摘义齿的倒凹区。它可以缓冲咀嚼应力,减轻或消除压痛,提高义齿基托与牙槽嵴的密合性,改善义齿固位。

根据软衬材料可使用的期限,将其分为永久性或半永久性义齿软衬材料和暂时性义齿软衬材料两大类型,后者又称为短期软衬材料、组织调整剂、功能性印模材料。

根据材料的组成,可分为丙烯酸酯类义齿软衬材料和硅橡胶类义齿软衬材料两类。

一、丙烯酸酯类义齿软衬材料

丙烯酸酯类义齿软衬材料由粉、液两部分组成。粉、液调和后,增塑剂缓慢渗入粉剂的颗粒内,使材料转变为面团状可塑物。当增塑剂完全渗入后,调和物最终转变为具有柔软黏弹性的凝胶物质。

(一) 性能

丙烯酸酯类义齿软衬材料与基托树脂属同类聚合物,在粘接界面容易互溶,发生化学反应,结合牢固。其内含低分子量的增塑剂,遇水或唾液时,增塑剂会缓慢地从材料中析出,可导致材料逐渐失去弹性而变硬,同时析出的增塑剂可能会对人体造成危害。

大多数丙烯酸酯类义齿软衬材料作为暂时性软衬材料使用,在口腔环境中能保持一定的黏弹性数天至数周。使用一段时间后,软衬材料与基托的粘接强度逐渐下降,变硬、

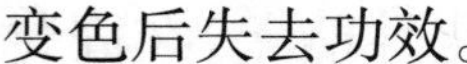

变色后失去功效。

（二）用途

1. 用于牙槽骨严重吸收，黏膜过薄或弹性下降，有松软游离的软组织增生或组织倒凹，不适用于外科手术病例。

2. 作为功能性印模材料。

3. 用于即刻义齿重衬、腭裂语音辅助器和即刻外科夹板的制作等。

（三）用法

1. 大多数丙烯酸酯类义齿软衬材料采用口腔内直接衬垫法进行应用。衬垫前应将义齿基托组织面磨粗糙，清洁，注意打磨厚度为 1～2mm，并涂布粘接剂或底涂漆。衬垫时注意保持垂直高度，衬垫后要注意修整软衬边缘，使边缘光滑。

2. 采用间接衬垫法对义齿进行加衬时，方法与一般重衬基本相同。将溶胀好的软衬材料用手挤压排除气泡，装入型盒内的基托组织面（已预先磨除一层），压盒，放入 72℃水中保持 30 分钟，然后升温至 100℃，保持 30～60 分钟。

二、硅橡胶类义齿软衬材料

硅橡胶类义齿软衬材料无毒、无味，具有良好的生物相容性和化学稳定性，尤其是弹性好，使用寿命长，通过一定的处理，能与聚甲基丙烯酸酯类基托树脂结合。

根据固化（硫化）方式，硅橡胶类义齿软衬材料可分为热固化型和室温固化型两种类型。

（一）热固化型硅橡胶义齿软衬材料

1. 性能　热固化型硅橡胶义齿软衬材料的强度及耐老化性能较好，但表面不易打磨抛光，容易附着细菌，特别是白色念珠菌，易引发托牙性口炎。而且它与基托树脂的粘接性较差，需要用专门的粘接剂或底涂漆。可在基托粘接面预涂硅烷偶联剂（如 KH-570）以提高软衬材料与基托树脂的结合强度。

2. 应用　热固化型硅橡胶义齿软衬材料主要应用于全口义齿基托和颌骨缺损修复的软衬和固位，采用间接衬垫法衬垫，常规水浴热处理固（硫）化，温度及时间因不同产品而不同，应参照说明书推荐的方法进行操作。

（二）室温固化型硅橡胶义齿软衬材料

室温固化型硅橡胶义齿软衬材料可分为单组分和双组分两种。双组分又可分为缩合型和加成型两种类型，它们在组成上与硅橡胶弹性印模材料很相似。

1. 性能

（1）单组分硅橡胶义齿软衬材料使用时不需调和，直接固化，能与基托树脂牢固地粘接。但是，这种材料的固化主要依赖于空气中的水分向其中渗透，固化由表及里，速度较慢，室温下完全固化需 24 小时以上。

（2）缩合型硅橡胶义齿软衬材料使用方便，可在口腔内固化，但是这种材料与基托树脂很难形成良好的粘接，需用专门的粘接剂。而且机械强度低，耐老化性能差，在固化过程中有小分子析出，形态稳定性差。

（3）加成型硅橡胶义齿软衬材料在固化过程中无小分子析出，形态稳定性好。机械强度较热固化型硅橡胶差，很难与基托树脂形成良好粘接，也需用专门的粘接剂。使用时应注意避免接触硫化物、含氮化合物和含磷化合物，否则，该材料将降低或失去活性而不能固（硫）化（表4-3）。

2. 应用　室温固化型硅橡胶软衬材料使用时两组分等量混合后即可发生交联反应，从而使糊剂变成橡胶态。一般采用口腔内直接衬垫法进行衬垫。

表4-3　义齿软衬材料的性能比较

硅橡胶类	丙烯酸酯类	硅橡胶类	丙烯酸酯类
弹性好	弹性稍差	粘接力弱	为永久性粘接
能保持柔软	随时间逐渐变硬	易附着细菌和真菌	不易附着细菌和真菌
无永久变形	易发生蠕变	抗撕裂强度差	抗撕裂强度较好
与义齿间需要粘接剂	与义齿直接粘接		

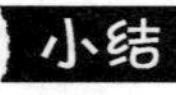

小结

本章重点介绍了热凝义齿基托树脂和自凝义齿基托树脂的性能、应用及注意事项。此外，还介绍了光固化型义齿基托树脂、热塑注射型义齿基托树脂、树脂牙以及义齿软性材料。本章内容的学习与全口义齿及可摘局部义齿的制作工艺紧密相关。

练习题

选择题

1. 热凝树脂调和后的最佳填塞时期是
   A. 湿砂期　B. 稀糊期　C. 面团期
   D. 黏丝期　E. 橡胶期
2. 自凝树脂糊塑成型时，应待调和物到下列哪期开始使用
   A. 糊状末期　B. 糊状初期　C. 面团期
   D. 黏丝期　E. 面团初期
3. 在室温条件下，热凝树脂基托材料面团期持续的时间为
   A. 5分钟　B. 20分钟　C. 30分钟
   D. 35分钟　E. 1～1.5小时
4. 室温固化型义齿基托树脂的粉水调和比例是

A. 2∶1(体积比) B. 1∶2(重量比) C. 3∶5(重量比)
D. 5∶3(体积比) E. 5∶3(重量比)

5. 目前较理想的树脂牙是
A. PMMA 树脂牙 B. 复合树脂牙 C. 耐磨型树脂牙
D. 工程树脂牙 E. 成品树脂牙面

(陆 睿)

第五章　口腔金属材料

学习目标

1. 掌握:铸造合金的性能及应用。
2. 熟悉:金属的性能、成型方法及热处理方法;金属的腐蚀和防腐蚀;合金的概念、性能;常用锻制合金的性能及应用。
3. 了解:焊接合金与其他合金。

第一节　概　　述

金属材料在口腔临床应用的历史悠久,我国古代就有用金属丝将人工牙与天然牙栓固在一起修复缺牙的记载。金属材料通常包括金属与合金,是一种广义的称呼,其中合金的应用比较广泛。金属材料具有一定的生物相容性和良好的物理、机械性能,已被广泛用作口腔修复材料。随着冶金技术的不断发展,金属材料的应用将会越来越广泛。

一、金属的结构与性能

(一) 金属的结构

金属的原子规则排列形成晶体,假设将金属原子视为一个几何点,然后将这些点连接起来,就会构成一个空间格子,称为晶格,晶格最基本的几何单元是晶胞(图 5-1)。

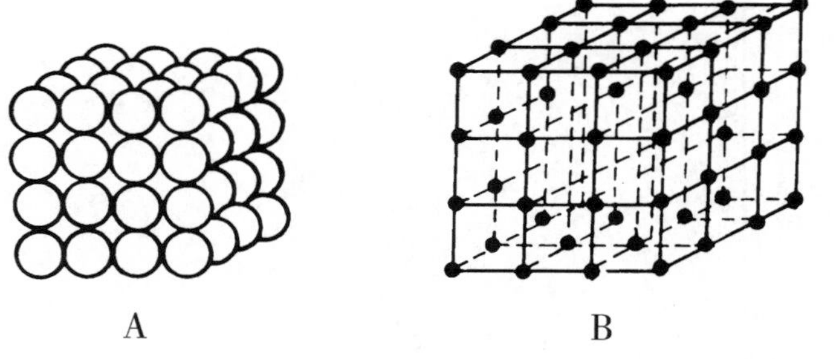

图 5-1　简单立方晶体的金属结构示意图

A. 晶体　B. 晶格　C. 晶胞

金属中的原子以金属键的形式结合，金属键的键能较高，足以将这些几何点牢固地连接起来形成金属晶格，并在金属发生一定变形时不被破坏。

金属晶格的常规结构有三种：体心立方晶格、面心立方晶格和密排六方晶格（图5-2）。金属晶格的类型与其性质密切相关。

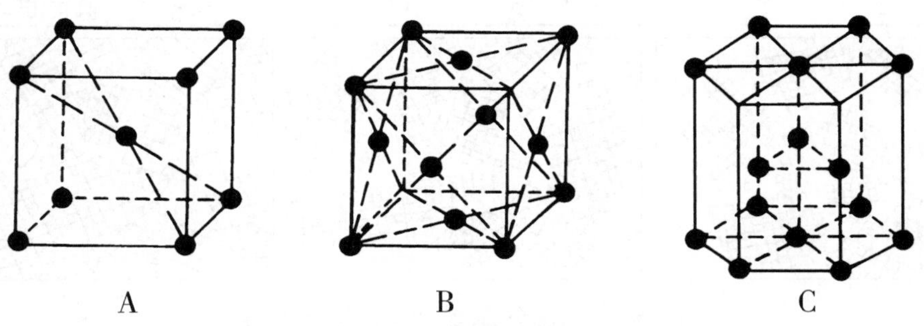

图5-2 三种常规金属晶格结构示意图

A. 体心立方晶格 B. 面心立方晶格 C. 密排六方晶格

（二）金属的性能

1. 多数金属常温下为固体，有特殊光泽，密度大，不透明。
2. 富有延性和展性，塑性变形较大。
3. 可导电和导热。
4. 离子化时形成阳离子。
5. 易被氧化，其氧化物多数呈碱性。
6. 合金化后性能发生变化。

二、金属成型的方法

金属成型的方法有很多，这里主要介绍下面几种：铸造、锻制、粉末冶金和电铸。

1. 铸造　是指将熔化的金属或合金浇注到预先制成的铸型中形成铸件的过程。
2. 锻制　是指金属或合金在再结晶温度以下，通过外力（拉、压、锤等）加工而产生塑性变形的过程。
3. 粉末冶金　是指金属粉末经加压成型，然后烧结以提高强度的方法。
4. 电铸　是指利用电解过程，在导电性物质表面镀上所需金属的方法。

目前口腔临床常用的金属成型方法是铸造法和锻制法。

三、金属的熔融与凝固

金属从固态转变成液态的过程称为熔融，从液态转变成固态的过程称为凝固。因为金属凝固后形成晶体结构，故又将凝固称为结晶。金属的结晶过程可分为两个阶段：①在液态金属中产生结晶微粒——结晶中心或晶核；②结晶中心或晶核成长、增多，直到液体完全消失（图5-3）。

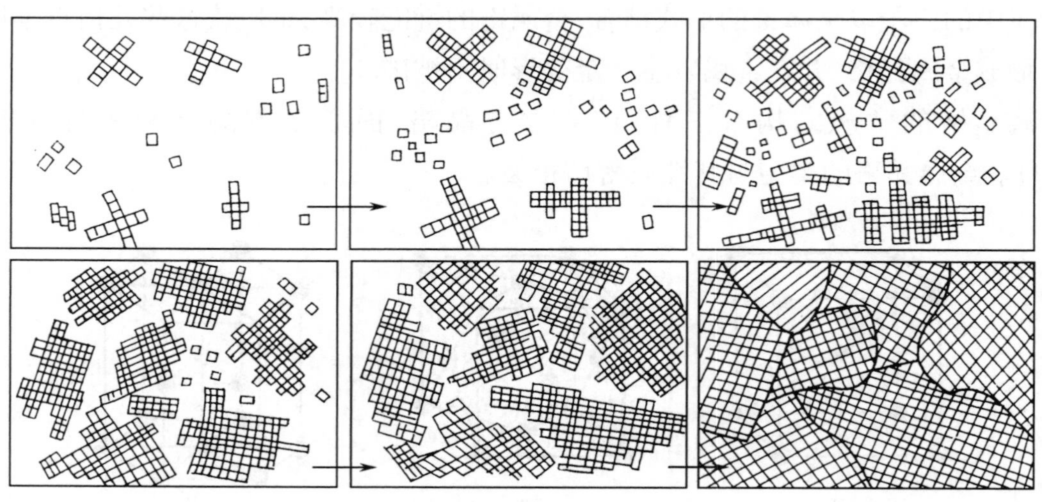

图 5-3 纯金属结晶过程示意图

金属的冷却速度愈快，过冷度愈大，结晶速度愈快，所形成的晶粒愈细，金属的机械性能就愈好。因此，可通过控制结晶过程，使晶粒细化，以提高金属的机械性能。

四、金属的冷加工与热处理

（一）冷加工

金属在再结晶温度以下进行的变形加工称为冷加工，其方法有锻制、冲压、轧制、挤压和拉拔等。冷加工使金属产生塑性变形，可根据需要将金属加工成各种不同形状的制品，供临床使用。冷加工后金属晶体结构排列和性能均发生变化，其硬度、强度、弹性和磁性增加，延展性、韧性和抗腐蚀性降低。可通过热处理的方法，使原子重新排列再结晶而加以纠正。

（二）热处理

在寒冷条件下，原子活动能力很低，加热后温度升高，金属原子活动能力增大，使结构还原，这种对金属加热处理的方法称为热处理。可根据需要将金属在固态下进行加温、保温和用不同方式冷却来完成。

热处理的方法有多种，可根据材料的组成、性质和应用要求进行。以钢为例，常用的热处理工艺有退火、正火、淬火、回火和表面热处理等五种方法。

1. 退火与正火　将钢加热到临界温度以上，保温一定时间，然后随炉温缓慢冷却到室温的工艺称为退火。如在空气中缓慢冷却到室温，称为正火。退火与正火的目的是降低硬度，提高钢的塑性，便于加工，同时还可细化晶粒，使钢的组织和成分均匀，以改善钢的性能，消除冷加工过程中产生的残余应力。

2. 淬火　将钢加热到临界温度以上，保温一定时间，然后在水中或油中采用快速冷却的工艺称为淬火。淬火的目的是提高钢的强度和硬度。但通常淬火钢不能使用，因为其内部残留很大的应力，必须经过回火处理后才能使用。

3. 回火　将淬火处理后的钢加热到一定温度，保温一定时间后，缓慢冷却到室温的工艺称为回火。淬火钢经回火后可减少或消除应力，提高钢的韧性，调整钢的强度和硬度，并可稳定组织结构，使之在使用中不易变形。

4. 表面热处理 包括表面淬火和表面化学热处理两种。表面淬火是将钢的表面迅速加热到淬火的温度，而内部的温度保持在临界温度以下，然后迅速冷却的工艺。表面化学热处理是将材料置入某种活性介质内加热，使某些元素渗入材料表面，改变表层的化学成分和组织结构，以改善表层性能的热处理工艺。其目的是提高材料的表面硬度，使内部具有足够的韧性。

五、金属的腐蚀与防腐蚀

金属的腐蚀较常见。如果用于制作口腔临床修复体的金属材料被腐蚀，不但会使材料的机械性能下降，而且还可能给人体带来危害。因此了解金属的腐蚀性，以及采取合理的措施防腐蚀，对口腔临床的意义是非常大的。

（一）金属的腐蚀

金属的腐蚀一般分为化学腐蚀和电化学腐蚀两种。

1. 化学腐蚀 是指金属和周围介质直接发生化学反应，使金属破坏的现象。此类腐蚀是发生了氧化还原反应，使金属表面生成腐蚀产物，形成氧化膜。氧化膜的结构和性质，反过来又对金属的腐蚀进程起加速或延缓的作用。致密、稳定的氧化膜形成后，腐蚀速度会明显减慢。如铬、铝等形成的氧化膜紧密稳定，合金中加入一定量的铬，会使抗腐蚀性能增大。结构疏松的氧化膜形成后，腐蚀速度会加快，并向内层扩展。例如铁的氧化膜疏松，容易被腐蚀。

2. 电化学腐蚀 金属浸在电解液中，带正电的金属阳离子就会脱离而进入电解液，使金属呈负电，电解液呈正电，金属与电解液之间出现电位差，称为电极电位。溶入电解液的正离子越多，电位差就越大。金属与电解质溶液相接触，形成原电池而发生的腐蚀破坏现象，称为电化学腐蚀。在腐蚀过程中有电流产生。金属的电化学腐蚀现象较普遍，如金属在潮湿的空气中被腐蚀，在酸或碱环境中被腐蚀等。

口腔内金属的腐蚀主要是电化学腐蚀，下面列举几种导致金属修复体腐蚀的情况：

（1）唾液是一种稀的电解质溶液，摄取的食物中也含有一定的弱酸或弱碱性物质，还有残留在牙间隙的食物残屑分解发酵而产生的有机酸，这些都可能构成原电池而对金属修复体产生电化学腐蚀。

（2）口腔中如有两种不同的金属并存，也会形成原电池。使电极电位低的金属不断被溶解而腐蚀，两种金属间的电位差愈大，电流就愈大，腐蚀也会愈快。

（3）如果口腔内金属表面有裂纹或铸造时有缺陷，以及表面污物覆盖等，都能降低该处唾液的氢离子浓度，形成原电池，造成金属的腐蚀。

（4）由于冷加工使金属内部产生残余应力，有应力处的金属部分将成为负极而被腐蚀。

总之，金属的结构愈不均匀，环境愈复杂，则腐蚀过程也愈复杂。金属材料的组成、物理状态、表面状态及周围介质的组成和浓度等，都可能影响金属的腐蚀。

（二）金属的防腐蚀

在口腔特定环境中，容易发生金属的腐蚀。在防腐蚀方面应注意以下问题：

1. 使用组织结构均匀的金属材料。

2. 避免不同金属材料的接触。

3. 经冷加工后所产生的应力可通过热处理来减小或消除。

4. 修复体表面保持光洁无缺损。

5. 金属内加入某些抗腐蚀元素。如加入铬和镍，可改善钢的耐电化学腐蚀性；加入镍和锰，可减少钢内部组织中的电化学腐蚀。

六、合金的概念与性能

由于纯金属的性能在很多方面达不到口腔修复的要求，故应用于口腔临床的金属大多为合金。

（一）合金的概念

由两种或两种以上的金属元素或金属与非金属元素所组成，具有金属性质的物质称为合金，如金合金、金钯合金、镍铬合金、铬镍不锈钢及钛合金等。制成合金的目的是改善金属的各种性能。组成合金的独立的最基本的单元称为组元，简称元。组元可以是金属元素或非金属元素，也可以是稳定的化合物。例如在铁碳合金中，纯铁和碳都是元。

（二）合金的性能

合金的性能基本上与纯金属相似，但由于结构上的特点，其性能与纯金属有所不同。

1. 熔点与凝固点　纯金属的熔点温度和凝固点温度是相同的，这是所有纯金属共有的特点。而合金则不然，因为其是由不同金属所组成，两种金属之间的熔点或凝固点不同，所以合金从开始熔化到完全熔化需经过一段温度，在此段温度范围内固体相与液体相同时存在，凝固时亦然。熔点是指开始熔化的温度。凝固点是指开始凝固的温度。因此，合金的熔点与凝固点不同，一般熔点低于凝固点。

2. 延性、展性、韧性　延性是指金属具有能抽成丝的能力。展性是指金属被锤塑成薄片而不破裂的能力。韧性是指金属在拉伸时抗断裂的能力。合金与所组成的金属相比较，一般延性和展性较低，而韧性较高。

3. 硬度　是金属材料抵抗硬性物体压入表面而致变形或破坏的能力。一般合金的硬度较其所组成的金属的硬度大。

4. 传导性　包括导电性和导热性。纯金属和合金均具有传导性，但合金的传导性一般较组成的金属的传导性低，尤其导电性降低更明显。

5. 色泽　合金的色泽与所组成的金属有关，但也有例外，如金合金中加入 1/24 的银就可改变其颜色。

6. 腐蚀性　纯金属一般不易被腐蚀，合金的腐蚀因其本身的结构和组成的不同而不同。在合金中加入一定量的抗腐蚀元素，如铬、镍、锰和硅等，可提高其抗腐蚀性能。

7. 铸造性能　合金在熔融和凝固过程中会表现出一定的流动性和收缩性。合金在铸造生产过程中表现出的流动性能的好坏、收缩的大小以及力学性能的改变等特性，称为铸造性能。铸造机的性能和铸造方法对铸造性能有一定影响。

第二节　锻 制 合 金

锻制合金是通过轧、压、冲、滚、拉伸和锤击等机械加工（即冷加工）方法成型的合金。按照需要，锻制后合金被制为成品、半成品和便于进一步加工的原材料。锻制后的合金内部结构和性能发生变化，一般硬度、强度、弹性和磁性会增加，延展性、韧性和抗腐蚀性会降低。为了恢复合金的性能，需要通过热处理使原子重新排列而再结晶。热处理的方法很多，在本章第一节中已经介绍。

目前口腔修复应用的锻制合金主要有合金丝、杆、片及金属冠等。

一、锻制合金丝

锻制合金丝主要用于制作可摘局部义齿卡环、正畸矫治弓丝、活动矫治器固位及功能装置。目前临床上使用的锻制合金丝有18-8铬镍不锈钢丝、镍钛合金丝、β钛合金丝、钴铬镍合金丝及贵金属合金丝。

（一）18-8铬镍不锈钢丝

1. 性能　18-8铬镍不锈钢丝具有良好的力学性能和较高的弹性，对黏膜组织无刺激、无细胞毒性，具有良好的耐腐蚀性能，在口腔内不易变色。

2. 应用　常用18-8铬镍不锈钢丝的规格和用途见表5-1。

表5-1　临床常用18-8铬镍不锈钢丝的规格及用途

直径/mm	型号	用　途
<0.25	30号以上	一般用于制作结扎丝
0.3～0.5	24～30号	一般用于制作矫治器各类弹簧
0.6	23号	一般用于制作正畸矫治器的附件
0.7	22号	一般用于制作正畸矫治器的附件
0.8	21号	一般用于制作尖牙或前磨牙卡环
0.9	20号	一般用于制作前磨牙或磨牙卡环
1.0	19号	一般用于制作磨牙卡环或前磨牙支托
1.2	18号	一般用于制作磨牙卡环或支托

用不锈钢丝弯制卡环或矫治器的过程是冷变形加工过程，会产生加工硬化现象。因此，在弯制过程中，应掌握材料的特点，缓慢弯曲，均匀用力，切忌用暴力和反复多次弯制，以减少加工硬化的程度。弯制时注意避免弯制工具对钢丝表面的损伤。

弯制后应对钢丝的弯制部分进行热处理，以消除内应力，减少应用时发生断裂的可能。临床应根据不同的应用选择热处理工艺，一般热处理温度在400～500℃，时间为5～120秒，而正畸弓丝的热处理温度平均为450℃，时间1分钟。

（二）镍钛合金丝

镍钛合金丝具有质轻、强度高、弹性好、耐腐蚀等优点。其主要作为正畸矫治弓丝使用。目前临床使用的镍钛合金丝有两种类型：超弹型和形状记忆型。

（三）β钛合金丝

β钛合金丝的强度、弹性模量、刚性及回弹性介于镍钛合金丝与18-8铬镍不锈钢丝之间。其主要作为正畸矫治弓丝使用。

（四）钴铬镍合金丝

钴铬镍合金丝耐腐蚀性强，焊接性能良好。其主要用于正畸矫治弓丝、活动矫治器和可摘局部义齿的卡环。

（五）贵金属合金丝

锻制贵金属合金丝具有良好的力学性能、生物学性能和耐腐蚀性能。其主要用于制作需要高弹性的卡环及正畸矫治弓丝，其热处理的方法同铸造金合金。

二、锻制合金片

口腔用锻制合金片主要是锻制镍铬合金，包括白合金片、无缝冠等。

镍铬合金片具有良好的冷加工性能、耐腐蚀性能和生物学性能。但镍作为已知的致敏原，可能会引起个别患者出现过敏反应。

镍铬合金片主要用于锻制冠、基托及正畸用带环等。白合金片和无缝冠在加工过程中，由于产生应变硬化，使进一步加工困难，且容易破裂，因此，在锤造过程中及锤造完毕后必须进行热处理。热处理的方法是：将加工件在火焰上烧红（约900℃），然后在室温下冷却，可使硬度下降，但不能完全恢复到加工前的状态。

第三节 铸造合金

将合金加热熔化，浇注入预先制备好的铸型内成为铸件（成品）的过程，称为铸造。适用于铸造工艺的合金称为铸造合金。

铸造的方法：首先用铸造蜡（或塑型蜡、自凝树脂等）通过直接法或间接法将金属修复体制成铸件雏形，然后包埋、加热使蜡熔化挥发后形成铸型，再将熔化的合金液注入铸型内，冷却后即成金属修复体铸件。临床对铸件要求较高，细小的变化都会影响修复

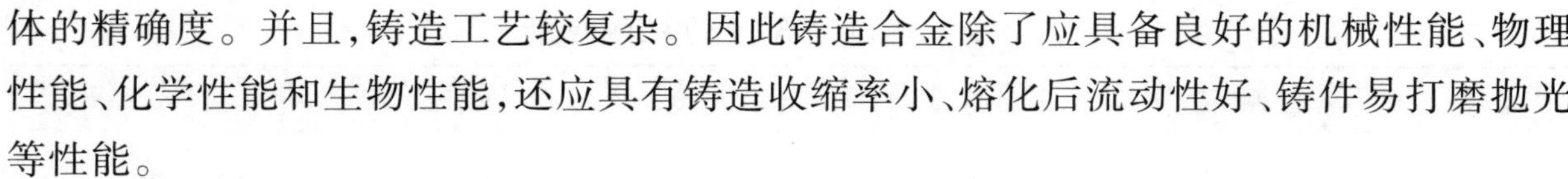

体的精确度。并且，铸造工艺较复杂。因此铸造合金除了应具备良好的机械性能、物理性能、化学性能和生物性能，还应具有铸造收缩率小、熔化后流动性好、铸件易打磨抛光等性能。

铸造技术可避免冷加工所导致的金属内部应变硬化等缺点，铸件精确、结构均匀，能根据临床的不同要求制作出复杂精细的铸件，目前已广泛应用于口腔修复领域。

根据铸造合金的熔点不同，可将其分为三类：高熔铸造合金（熔点 1 100℃以上）、中熔铸造合金（熔点 500～1 100℃）和低熔铸造合金（熔点 500℃以下）。根据铸造合金主要元素的价值可将其分为两类：贵金属铸造合金和非贵金属铸造合金。

一、贵金属铸造合金

贵金属铸造合金主要有金合金、银合金、金-钯合金、银-钯合金等。

（一）铸造金合金

金合金属中熔合金，是以金为主要成分的合金，它具有良好的机械性能、理化性能、生物性能和加工性能。就其性能而言，最适合用于口腔金属修复体的制作，是口腔临床应用最早的铸造金属材料，但由于金合金价格昂贵，临床应用受到局限。

1. 分类　在口腔临床应用中，通常根据合金的硬度，将铸造金合金划分为四种类型：

（1）Ⅰ型：软质金合金。

（2）Ⅱ型：中硬质金合金，此类合金含铜量高于Ⅰ型。

（3）Ⅲ型：硬质金合金，通常含铂族元素。

（4）Ⅳ型：超硬质金合金，含较多的铜及铂族元素。

根据 ISO 1562：1984 规定：口腔用铸造金合金中，金及铂族元素的总量应不少于 75%。

小知识

你知道含金量的表示方法吗?

含金量的表示法有两种：一种是以纯金为 24K 表示，24K 即 24/24，含金 100%，而 18K 即 18/24，含金 75%；另一种是以千分法表示，即 1 000/1 000 为纯金，含金 100%，如 750/1 000，则含金 75%。

2. 性能　口腔临床用铸造金合金具有良好的机械性能、化学性能、生物性能和铸造性能。

（1）机械性能：ISO 1562：1984 规定铸造金合金的机械性能见表 5-2。

铸造金合金的良好机械性能与热处理有很大关系。口腔临床常用的热处理方法有软化热处理和硬化热处理两种，可根据使用要求进行选择。

表 5-2 铸造金合金的机械性能

类型	热处理状态	硬度/HB	拉伸强度/MPa	伸长率/%
Ⅰ型	软化	45～70	208～310	20～35
Ⅱ型	软化	80～90	310～380	20～35
	软化	90～115	330～395	20～35
Ⅲ型	硬化	115～165	410～565	6～20
	软化	130～160	410～520	4～25
Ⅳ型	硬化	210～235	690～830	1～6

1）软化热处理：将金合金铸件加热到 700℃左右，维持 10 分钟后，立即投入室温冷水中。软化热处理的目的在于使金合金的结构均匀，使其变软，便于加工。软化热处理后除了延展性增高外，硬度、强度和弹性等其他机械性能都大为降低。因此，金合金经软化热处理后，要进行硬化热处理，以增加其硬度和弹性。

2）硬化热处理：金合金的硬化热处理方法有三种：①将铸件加热到 370℃，维持 15 分钟后缓慢冷却至室温。②将铸件加热到 450℃使其在 20～30 分钟冷却至 250℃，使有序固体溶液 CuAu 超级晶格形成，再投入冷水中即可。如果在这个温度区间维持时间过长，会使超级晶格形成过多，造成晶体滑移困难，导致合金变脆。③将铸件放入 450℃的恒温电烤箱中维持 15 分钟后急速放入冷水中。硬化热处理的目的在于提高金合金的机械性能，但金合金的延展性却降低。在硬化热处理前，必须先进行软化热处理，使其结构均匀。

（2）化学性能：铸造金合金的化学性能稳定，抗腐蚀性优良，不易氧化变色和变质。

（3）生物学性能：铸造金合金的生物相容性良好，对人体无毒、无刺激性。

（4）铸造性能：金合金的铸造温度为 850～1 000℃，易加工成型，熔金流动性良好，收缩较小，铸造后线收缩为 1.24%～1.26%。铸造金合金的铸造收缩可通过包埋料的膨胀得以补偿。

3. 应用　由于铸造金合金组成及热处理的方法不同，可获得不同的机械强度和硬度，临床可根据需要选择应用。

（1）Ⅰ型：一般适用于制作受力很小的修复体，如前牙Ⅲ、Ⅳ、Ⅴ类洞嵌体，后牙Ⅰ、Ⅱ类洞的嵌体。

（2）Ⅱ型：一般适用于制作中等受力的固定修复体，如固位体、桥体、全冠、3/4 冠及末端游离鞍基等。

（3）Ⅲ型：一般适用于受力较大的固定修复体，如薄的铸造基托、桥体、全冠及末端游离鞍基、薄的 3/4 冠等。

（4）Ⅳ型：一般适用于受力很大的特殊固定修复及可摘修复的支架，如末端鞍基、杆、卡环、栓道、可摘义齿的支架等。

(二) 铸造银合金

口腔临床用银合金主要有“银-钯-金”银合金、“银-钯”银合金和无金的银合金等。

1. 性能　铸造“银-钯-金”银合金的机械性能见表5-3。

表5-3　铸造“银-钯-金”银合金的机械性能

种类 热处理形式	硬度/HB		拉伸强度/MPa		延伸率/%	
	软化	硬化	软化	硬化	软化	硬化
A			510	820	28	3
B	132	230	480	690	21	7

(1) 铸造银合金的软化热处理方法:①700℃加热5分钟后,投入水中冷却;②800℃加热3～10分钟,投入水中冷却。

(2) 铸造银合金的硬化热处理方法:①400℃加热5～20分钟,投入水中冷却;②450℃加热20分钟后快冷;③450℃加热30分钟后缓冷到250℃。

2. 应用　银合金许多性能与金合金相似,价格便宜,可作为金合金的代用品。临床主要用于制作冠桥等固定修复体。

二、非贵金属铸造合金

(一) 铸造铬镍不锈钢

铸造铬镍不锈钢属于高熔铸造合金,前苏联最早将其应用于口腔临床,我国自20世纪50年代末以铸造不锈钢代替贵金属制作修复体,铸造不锈钢逐渐广泛应用于口腔医学领域。

根据机械性能及耐腐蚀要求,可将不锈钢分成很多种类。按铸造铬镍不锈钢中含耐腐蚀元素铬的多少,大致可分成三类:第一类低铬不锈钢(马氏体不锈钢),含铬12%～17%,主要性能是热处理后呈现马氏体结构,使钢硬化,常用于制作医疗器械,特别是刃类工具;第二类高铬不锈钢(纯铁素体不锈钢),含铬12%～27%,含碳量少,抗腐蚀性高于第一类,而硬度、强度稍低,多用于制作设备;第三类铬镍不锈钢(奥氏体不锈钢),含铬16%～26%,含镍6%～22%,具有优良的抗腐蚀性能和延展性,加工后迅速硬化。其中含铬17%～19%、镍8%～12%的不锈钢又称为18-8铬镍不锈钢,本章主要介绍修复用18-8铬镍不锈钢。

1. 性能

(1) 物理性能:铸造18-8铬镍不锈钢的熔点为1 385～1 415℃,热导率约为188W/(m·K),密度为7.75～8.0g/cm³。

(2) 机械性能:铸造18-8铬镍不锈钢的机械性能见表5-4。

表 5-4 修复用铸造 18-8 铬镍不锈钢的机械性能

拉伸强度/MPa	屈服点/MPa	伸长率/%	硬度/HB	弹性模量/GPa
525	395	29.75	131～156	196.84

（3）铸造收缩：18-8 铬镍不锈钢铸造后线收缩率为 1.80%～2.10%，较铸造金合金（1.25%）大，可通过特殊的高熔合金包埋料的膨胀加以适当补偿。

（4）抗腐蚀性：铸造 18-8 铬镍不锈钢具有良好的抗腐蚀性，但这种抗腐蚀性能并不是在任何条件下都保持不变的。含碳素过饱和的固溶体在 500～700℃维持一定时间，可导致奥氏体晶体界面析出大量铬的碳化物（$Cr_{25}C_6$），碳化物析出会使奥氏体中的铬含量降低，当铬含量低于 12%时，所产生的晶间腐蚀就使不锈钢遭到破坏。另外，铸件表面的光洁度对抗腐蚀性也有一定影响，如表面粗糙、有缺陷，就易于被腐蚀。

2. 应用　铸造 18-8 铬镍不锈钢具有良好的拉伸强度和屈服强度、较好的伸长率、不易折断、硬度适中等特点。

（1）用途：可用于制作固定修复体，如嵌体、冠、桥；还可用于制作可摘修复体的卡环、支架、基托以及殆垫等。

（2）注意事项：

1）铸造 18-8 铬镍不锈钢熔点高，铸造设备以高频铸造机熔铸为好，也可用乙炔-氧火焰及电弧熔铸。

2）材料需采用硅酸乙酯或磷酸盐高熔合金铸造包埋料。

3）铸件完成后，应迅速投入水中冷却，以保持奥氏体结构。铸件可在稀酸中进行酸洗，以去除铸件表面杂质，但必须严格掌握时间和温度，以免引起腐蚀。

4）磨光应由粗到细，需注意选用合适的磨平和磨光材料，一般可用碳化硅、氧化铝及氧化铬之类的材料，禁用红铁粉和碳钢钻针。

（二）铸造钴铬合金

小知识

你知道我国口腔用铸造钴铬合金分哪几类吗?

ISO 6871:1987 中规定钴铬合金的组成中，钴、铬和镍元素总量不应超过 85%。我国将铸造钴铬合金分成硬质、中硬质和软质三类，软质的钴铬合金以镍为主，实际上属镍铬合金。

钴铬合金是一种以钴和铬为主体的合金，早在 1929 年开始应用于口腔临床。它的密度较小，机械性能优良，抗腐蚀性与金合金相似，价格较金合金便宜，一般适宜于口腔修复及种植用。本章主要介绍修复用铸造钴铬合金。

1. 性能

（1）物理性能：熔点为 1 290～1 425℃，属高熔铸造合金，密度约为 8.3g/cm³，稍高于不锈钢，为金合金的 1/2。

（2） 化学性能：抗腐蚀等化学性能极为稳定，如表面经高度磨光，在口腔内不会引起任何化学变化。浸入 1%乳酸和 0.25%氯化钠人工唾液（38℃）中，经 3 个月，溶液仍保持原有颜色，试样表面仍维持原来的光洁度。

（3） 机械性能：强度和硬度高，超过牙釉质的硬度，延伸率稍低，耐磨性好，因此在研磨及加工修整时较困难。

（4） 生物性能：对人体无毒、无刺激性。

（5） 收缩性能：铸造收缩较大，铸造后线收缩为 2.13% ～ 2.24%。

2. 应用　临床可根据铸造钴铬合金的组成及性能选择应用。

（1） 硬质：可用于可摘义齿大支架的整体铸造。

（2） 中硬质：可用于卡环、𬌗垫、基托、冠和桥的铸造修复。

（3） 软质：可用于各类固定修复体。

由于铸造钴铬合金的熔点高，最好用高频铸造机铸造；又因其铸造收缩较大，需用磷酸盐等高熔合金铸造包埋料的膨胀加以补偿。

（三） 铸造铜基合金

1. 性能　铸造铜基合金的熔点为（900±50）℃，属于中熔铸造合金。其拉伸强度为 286 ～ 329MPa，延伸率为 14% ～ 16%。其加工性能与铸造性能良好，但抗腐蚀性及生物学性能较差。

2. 应用　临床仅用于制作一般的固定修复体，由于其他铸造合金技术的日益成熟，目前已经较少使用。

（四） 铸造钛及钛合金

纯钛和钛合金在机械性能、抗腐蚀性及生物学性能方面优于不锈钢和钴铬合金，是目前应用较多，具有发展前景的金属材料。而且，其来源丰富，价格便宜。随着铸造工艺的改进，真空铸钛机和专用包埋料的研制成功，铸造钛和钛合金的临床应用将日趋扩大。

1. 性能　纯钛和钛合金具有良好的生物安全性、较强的抗腐蚀性、稳定的化学性能和适当的机械性能。纯钛是口腔临床较好的金属材料，但为了改善其加工性能和提高强度，还可将其合金化，主要的钛合金有 Ti-Al、Ti-Ni、Ti-Pd 以及 Ti-Cr 系合金等。

（1） 物理性能：纯钛属高熔铸造合金，其熔点为 1 600℃以上，热导率为 172W/（m·K），密度低（4.5g/cm^3），约为金合金的 25%，钴铬合金、镍铬合金的 50%，线胀系数为 $8.5\times10^{-6}\cdot K^{-1}$。

（2） 化学性能：钛及其合金具有稳定的化学性能，对大部分介质都具有较强的耐腐蚀性。在口腔内，其耐腐蚀性优于钴铬合金和镍铬合金。在与其他金属构成的原电池系统中，处于高价电位，因此当在口腔中与其他金属接触时，首先使其他金属腐蚀。

（3） 机械性能见表 5-5。

表 5-5 纯钛及钛合金的机械性能

比较项目	拉伸强度/MPa	屈服强度/MPa	伸长率/%	硬度/HB	弹性模量/GPa
纯钛	539～686		20～30	—	107
钛合金	920	840	10	335	110

（4）生物学性能：由于钛表面有致密的氧化膜，因此其具有良好的生物学性能，细胞毒性小于钴、铬和镍，与生物体有良好的组织相容性，能与骨组织发生骨性结合。

2. 应用　由于钛及钛合金的各种性能优良，在临床可做各种修复体，如嵌体、冠、桩、固定桥、可摘义齿的支架、烤瓷修复体、种植体等。

制造钛修复体的基本方法主要有五种：①机床切削加工；②焊接；③电火花蚀刻；④超塑成型；⑤失蜡真空铸造技术。目前临床首选的是失蜡真空铸造技术。钛及钛合金在铸造时，使用的包埋材料为氧化镁、三氧化二铝为主体的乙基硅酸盐。

由于钛的熔点高，高温下易与空气中的氧、氢、氮等气体及包埋材料发生反应。铸造时熔金冷却快，易形成凝壳。钛的密度小、惯性小、流动性差等原因，使得钛铸造困难，易于产生铸件不完整、铸件内孔和铸件表面粗糙等缺陷。

随着真空铸造技术的提高，氩气的普及使用，应用高频及弧光熔解金属等技术的发展，以及几乎不与钛发生反应的包埋材料的研制开发，铸造钛及钛合金在口腔临床的应用将日趋广泛。

三、金属烤瓷合金

烤瓷合金用以和烤瓷熔接，形成金-瓷混合修复体。由于其兼有陶瓷的美观和金属的强度，因此，在口腔修复领域的应用日趋广泛。最早发现与瓷牢固熔接的金属是铂，逐渐又将钯合金、金合金作为匹配的金属，用于烤瓷熔接。由于金合金价格昂贵，推广应用受到一定局限，故又对非贵金属进行了大量的研究。目前临床采用的非贵金属合金以镍铬合金为主，还有钛及钛合金。

烤瓷合金的性能除必须具备常规铸造合金的要求（如理化性能、生物学性能、机械性能、铸造性能、合适的铸造收缩率等）外，还必须具备以下特殊要求：①合金的熔点应比瓷烧结温度高，与烤瓷烧结时不发生热变形；②合金与瓷的线胀系数必须匹配，在全部温度范围内，相差必须在 0.1% 以内；③合金与瓷能牢固结合并耐久；④不能生成有色的氧化物。

目前，临床采用的烤瓷合金有以下五种：①含金 80% 左右的金合金（黄铸金）；②含金 50% 左右的金合金（白铸金）；③不含金的钯-银系银合金；④镍-铬系合金；⑤钛合金。其中，前三种为贵金属合金，后两种为非贵金属合金。

（一）贵金属烤瓷合金

烤瓷金合金具有优良的性能，易铸造、易焊接、适合性好、耐腐蚀、无毒、与瓷结合良

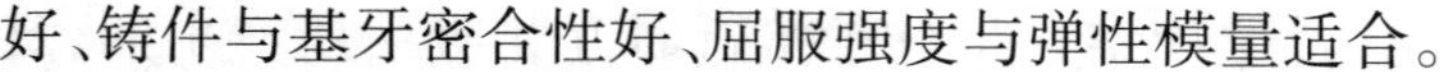

好、铸件与基牙密合性好、屈服强度与弹性模量适合。

（二）非贵金属烤瓷合金

目前临床较常用的非贵金属烤瓷合金为镍铬合金和钛合金。

1. 镍铬合金　镍是主要成分，占73.6%～87.6%；铬占12.4%～26.4%；还有其他添加元素。其熔点较高，一般高于1 250℃，具有较高的拉伸强度和硬度，耐腐蚀，密度小，约为贵金属的1/2，在高温下反复烧结很少产生变形，线胀系数为$(14.0 \sim 15.1) \times 10^{-6} \cdot K^{-1}$，与烤瓷相匹配。

2. 钛合金　内容详见本节"（四）铸造钛及钛合金"。

（三）烤瓷合金的表面处理

烤瓷合金在瓷熔附前必须进行表面处理，目的在于除去合金与瓷熔附过程中妨碍两者接触的因子，如残留的包埋材料等；加强合金与瓷的结合力，防止瓷产生气泡，增加强度和美观。

金属表面处理的方法有磨削、喷砂、清洗及排气预氧化等。表面处理的效果影响金-瓷之间机械结合与化学结合的强度。

（四）合金与烤瓷的结合

合金与烤瓷的结合有各种不同的说法，主要有：化学结合力、机械结合力、压缩结合力和范德华结合力等。

1. 化学结合力　是金属通过表面预氧化形成的氧化物与烤瓷材料中的氧化物发生化学反应，在界面形成一种新的物质，从而产生的很强的结合力。它们之间通过离子键、共价键或金属键结合，这是一种强固的结合。这种结合力在合金与烤瓷的结合中起着主要的作用，约占一半左右。

合金表面的氧化层是化学结合的必要条件。经预处理，金属中的一些被氧化的微量元素扩散到金属表面，形成氧化层，在烧结过程中与烤瓷材料中的一些氧化物产生原子间的结合。因此，烤瓷合金中常添加某些容易氧化的金属元素，如铁、铟、锡等。钛、镍、铬等元素很容易氧化而生成相应的氧化物。

在化学结合中，控制氧化层的厚度也是非常重要的。如生成的氧化层过厚也易使瓷层脱落。镍铬合金易于氧化，故生成的氧化层过厚，使用时需特别注意。

2. 机械结合力　是通过瓷熔融后流入凹凸不平的合金界面，形成互相嵌合的机械锁结作用所产生的结合力。金属表面经打磨、喷砂处理，就会形成凹凸不平的界面，有助于机械结合，但如为了增加这种结合人为使其表面过于粗糙，反而会在界面产生气泡和介入异物而影响结合。

3. 压缩结合力　瓷与合金之间存在热膨胀率的差异，差值必须在0.1%以下，以瓷的热膨胀率略小一些为好。当瓷熔烧于合金表面冷却后，合金比瓷的收缩大而快，瓷的界面就会受到合金收缩的影响，使之内部产生压应力，此时合金内存在张应力，两者达到平衡时有促进金-瓷结合的作用。

4. 范德华结合力 即分子间作用力，这种结合是分子接近时互相吸引所产生的，又称为二次结合力，使熔融的瓷黏附到金属上。合金表面被软化的瓷润湿得越好，粘接能力就越强，因此，合金表面在涂瓷前清洁处理很重要，如表面不清洁会阻止合金表面润湿状态，减小合金与瓷的吸附粘接力。

第四节 焊接合金与其他合金

一、焊接合金

金属与金属之间的熔接称为焊接。用于焊接的合金称为焊接合金。作为焊接合金，必须具有以下性能：①焊接合金的熔点必须低于被焊合金，低100℃为宜；②焊接合金的成分、色泽、机械性能等应尽可能与被焊合金相接近；③焊接合金熔化后流动性大、扩散性强，能均匀地到达焊接界面，且与被焊接合金牢固结合；④焊接合金在口腔内稳定，有良好的抗腐蚀性和抗污染能力。

口腔临床上应用的焊接合金有银焊合金、金焊合金和锡焊合金等。

（一）银焊合金

银焊合金又称白合金焊，是以银为主要成分的焊接合金的总称，加入适量的铜、锌、锡、镉。熔点为740～820℃，熔化后流动性好，焊接牢固。

银焊合金可用于银合金、镍铬合金、不锈钢、钴铬合金和铜合金等的焊接。含金和钯的银合金还可用于焊接金-银-钯合金。焊媒为硼砂。

（二）金焊合金

金焊合金是以金为主要成分的焊接合金的总称，其基本组成与铸造金合金相似，主要是金、银和铜。另外，为了改善其耐氧化性并调节其熔点，可加入锌、锡等。熔点为750～870℃，流动性好、焊接牢固。主要用于金合金的焊接，也可用于不锈钢、钴铬合金和镍铬合金的焊接。焊媒为硼砂。

（三）锡焊合金

锡焊合金的主要成分是锡（66%）和铅（33%），熔点为183℃。也可用纯锡，熔点为232℃。由于强度较低，仅用于不锈钢丝卡环连接体之间的焊接，以防卡环及支托等支架在填充树脂时移位。焊接时，先在被焊处涂少许焊媒，然后用电烙铁将锡焊熔化完成焊接。焊媒为松香。

二、其他合金

（一）硬铅

硬铅又称易熔合金，熔点较低，为95±5℃，属低熔合金，融化后易蒸发，能引起铅中毒，硬度较高，可抵抗锤造时的应力，主要用于锤造冠、金属基托或固定修复时的阴阳模材料。

（二）锡锑合金

锡锑合金的熔点为250℃，硬度为40.2HB，合金铸造冷却时，有结晶膨胀的特点，故铸造后收缩小，但化学稳定性较差，可做简单的嵌体及模型。

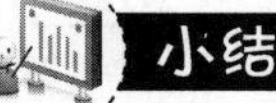

小结

金属材料在口腔临床应用十分广泛，只有了解金属的特性、结构、熔融与凝固，以及合金的分类和应用，才能在口腔临床中充分利用金属和合金。锻制合金和铸造合金的性能和临床应用是本章的重点。钛和钛合金是一种良好的具有发展前景的口腔用非贵金属材料，在近几年应用广泛。

练习题

选择题

1. 下列关于金属特性的描述，错误的是
   A. 在溶液中电离形成阴离子　B. 密度高　C. 易氧化
   D. 有延展性　E. 具有导电性
2. 合金的特性之一是
   A. 凝点高于熔点　B. 凝点低于熔点　C. 凝点等于熔点
   D. 熔点恒定而凝点不定　E. 凝点恒定而熔点不定
3. 合金热处理的目的是
   A. 使晶粒长大　B. 使晶粒细化　C. 使结构紊乱
   D. 使结构还原　E. 增加内应力
4. 口腔常用的金属元素中不显示细胞毒性的是
   A. 金　B. 铂　C. 铍
   D. 钯　E. 银
5. 下列符合焊接合金性能的是
   A. 熔点高于被焊合金　B. 易被腐蚀　C. 流动性好
   D. 强度差　E. 扩散性低
6. 下列金属的防腐蚀措施不正确的是
   A. 使用组织结构均匀的金属材料　B. 避免不同金属材料的接触
   C. 冷加工后进行热处理　D. 避免金属与唾液的接触
   E. 加入抗腐蚀元素

（郭建康）

第六章　铸造包埋材料

学习目标

1. 掌握：铸造包埋材料的分类和性能要求。
2. 熟悉：中低熔、高熔合金和钛合金铸造包埋材料的性能、应用及注意事项。
3. 了解：铸造陶瓷包埋材料。

第一节　概　　述

在铸造工艺过程中，制作完成的蜡型（熔模）仅仅是修复体的雏形。修复体雏形通过铸造才能转变成所需要的金属修复体（图 6-1）。

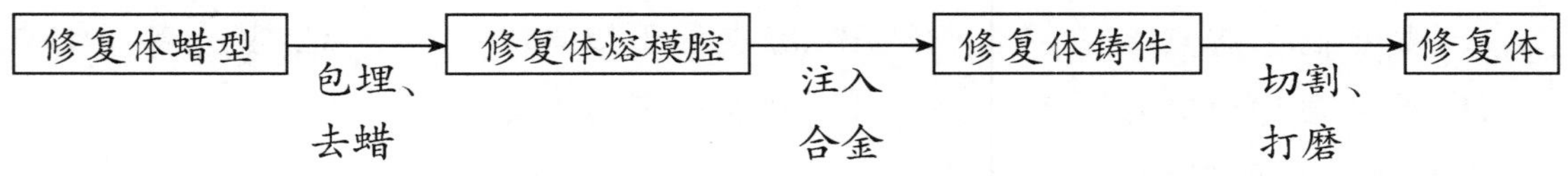

图 6-1　修复体铸造过程示意图

如图 6-1 所示，首先需要把安插完铸道的蜡型（熔模）包埋在铸圈内，通过加热使蜡熔化、挥发，在包埋材料中形成铸模腔即铸型的阴模，然后向铸模腔内注入熔化的合金，待合金冷却后除去包埋材料，即可得到所需要的金属修复体（见文末彩图 15～文末彩图 18）。

在口腔修复铸造工艺中，包埋蜡型（熔模）所用的材料，称为包埋材料。本章将对铸造包埋材料进行分类介绍。

一、分类

铸造包埋材料的主要成分是能耐高温的二氧化硅（SiO_2），但纯二氧化硅是难以固定成型的，因此，必须加入结合剂使之凝固成型。包埋材料的强度等方面的性能，主要取决于结合剂的种类以及添加量。根据结合剂种类和使用目的不同，包埋材料有不同的种类。目前临床常用的铸造包埋材料，主要有中低熔合金铸造包埋材料、高熔合金铸造包埋材料、钛合金铸造包埋材料、铸造陶瓷包埋材料等几种类型。

二、性能要求

铸造包埋材料在修复体的铸造工艺中仅起过渡作用，但其性能却直接关系到修复体的质量。因其特殊的用途，决定了铸造包埋材料必须符合以下要求：

考点提示

铸造包埋材料的性能要求

1. 耐高温　包埋材料烘烤、焙烧及铸造高温下能够保持其物理及化学特性，以保证铸模的稳定性，利于铸造工艺的进行。

2. 机械强度合适　包埋材料凝固后有足够的强度，铸造过程中能承受铸造压力及冲击力，不会因此而产生微小裂纹或爆裂散开。铸造完成后包埋材料易于破碎，并且不会黏附在金属修复体表面，便于金属修复体清洁、打磨与抛光。

3. 适宜的膨胀率　包埋材料凝固、受热后具有合适的膨胀率，能够相应补偿铸造过程中蜡型和铸造合金的收缩，以保证铸造出的金属铸件尺寸准确。

4. 化学性质稳定　包埋材料在高温铸造时，不与熔融状态下的铸造合金发生化学反应，不会产生有害气体，对注入的合金材料无腐蚀破坏作用。

5. 材质细致均匀　包埋材料的粒度要细微均匀，以便去蜡后铸模腔光滑完整，熔化的铸造合金注入后能够充分再现熔模，得到表面清晰光洁的修复体铸件。

6. 透气性能良好　包埋材料凝固后经加热处理，要求具有较多的微小孔隙，即良好的透气性能，利于铸造过程中液态金属注入铸模腔时，其内的气体能够逸出，保证铸件的完整性。

7. 操作使用方便　包埋材料在一定室温条件下，采用普通工具（或真空调拌机）即可调和使用。调和时呈均匀的糊状，以便涂布到蜡型表面和铸满铸圈时不会产生气泡。包埋完成后，应具有合适的固化时间，一般为 5～30 分钟，最长不能超过 1 小时，以利于脱模或烘烤、焙烧等操作的进行。

8. 取材方便、价格便宜、易于保存。

第二节　中低熔合金铸造包埋材料

中低熔合金铸造包埋材料适用于包埋金合金、银合金等铸造温度不超过 1 000℃合金的包埋材料。这类包埋材料的主要成分是二氧化硅，以石膏作为结合剂。因此，又将这类包埋材料称为石膏类包埋材料。

一、性能

（一）固化时间

石膏类包埋材料固化膨胀的主要影响因素

包埋材料的固化时间是指包埋材料从调和开始到凝固成固体的时间。石膏类包埋材料的凝固时间与石膏的含量有直接关系。此外，其固化性质还与水粉比例、水温、调和速度及调和时间有关。其中水粉比例是影响石膏类包埋材料凝固性能及其他特性最重要的因素。如果水粉比例过大，固化时间将会延长；反之，固化时间将会缩短。ADA 标准规定石膏类包埋材料的固化时间为 5～25 分钟。

（二）膨胀性能

膨胀是包埋材料的重要性能，通过包埋材料的膨胀可以补偿蜡型及金属铸造过程中的收缩。石膏类包埋材料的膨胀主要有三种形式：固化膨胀、吸水膨胀和热膨胀。

1. 固化膨胀　石膏类包埋材料在固化时会发生膨胀，称为固化膨胀。主要由石膏的凝固膨胀所致。α-半水石膏与水结合生成的二水石膏的针状结晶不断形成、增长，不断堆积、挤压向外部膨胀，而二氧化硅粒子（石英粉）又为针状结晶的生成提供了更多的结晶核心，更利于包埋材料的膨胀。因此，石膏类包埋材料的膨胀系数比单独的α-半水石膏固化膨胀系数要大些。如果水粉比增加，针状结晶之间的距离增大，交替增长互相挤压的作用减弱，包埋材料的膨胀率会降低。石膏类包埋材料的固化膨胀系数与水粉比例有关，水粉比大的包埋材料，固化膨胀系数小。

2. 吸水膨胀　又称水合膨胀，临床若在石膏类包埋材料的初凝阶段，向正在固化的包埋材料内加水或把包埋好的铸圈浸入水中，其包埋材料的固化膨胀要比在空气中出现的膨胀大得多。这种因加水或吸入大量的水而产生的显著膨胀，称为吸水膨胀或水合膨胀。吸水膨胀实质上是一般固化膨胀的延续，这一现象的产生是由于调和后增加的水，不断地补充石膏水合反应所消耗的水，使得二水石膏的针状结晶能够顺利生成、增加、挤压而更加膨胀。石膏类包埋材料的固化膨胀与吸水膨胀情况见图 6-2。

吸水膨胀率的大小与包埋材料的成分及粉末粒度有关。二氧化硅的含量越大，粉末粒度越小，吸水膨胀率越大。吸水膨胀的大小还可以通过操作方法进行调节，如可采用材料凝固过程中接触水的时间延长，增加给水量及提高水温等方法，提高吸水膨胀率。

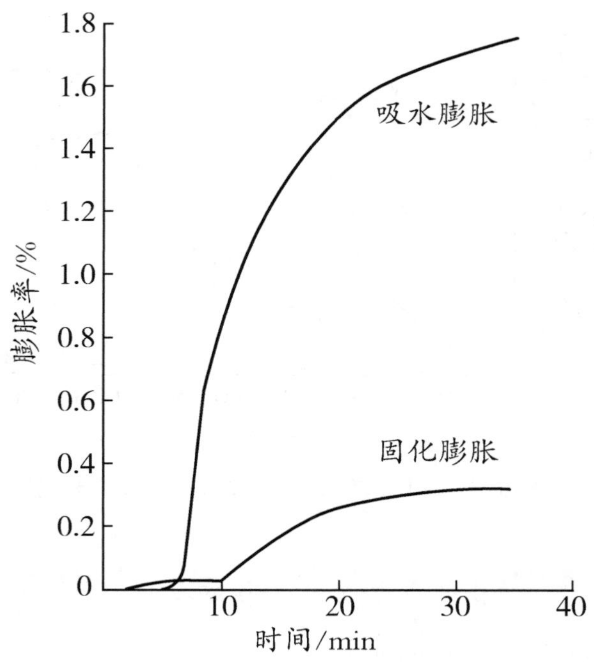

图 6-2 石膏类包埋材料的固化膨胀与吸水膨胀

临床一般采用以下方法来获得吸水膨胀：

（1）包埋前：先在铸圈内壁围贴 1～3 层充分吸水的石棉纸，然后包埋，使包埋材料在凝固过程中能够充分吸取石棉纸中的水分，从而可产生吸水膨胀。

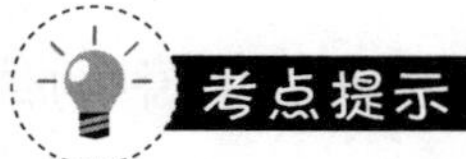

石膏类包埋材料获得吸水膨胀的方法

（2）包埋材料初凝阶段：将铸圈置于 38℃水中，约 30 分钟后取出，这样可以提高吸水膨胀率。

（3）包埋完成后：及时用针筒有控制地向铸圈内注入水，提高吸水膨胀。水温可以调节在一般室温到 38℃之间。

3. 热膨胀　是指在一定温度条件下对包埋材料进行加热处理，包埋材料呈现出来的膨胀性能。

（1）二氧化硅在加热过程中的晶型转变：二氧化硅（SiO_2）有四种同素异构体：石英、磷石英、方石英及熔融石英。其中石英、磷石英和方石英被加热后，其晶体形态由低温下稳定的 α 型转变为高温下稳定的 β 型，转变过程中伴随着急剧的体积膨胀（图 6-3）。它们的晶格形态的温度转化点有所不同，石英为 573℃、磷石英为 120℃、方石英为 220℃（图 6-4），这种转变是可逆的。常使用热胀系数较大的二氧化硅，如 α-方石英。

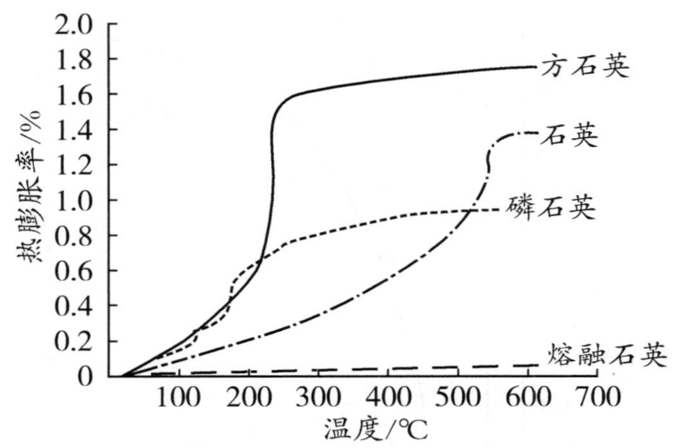

图 6-3 四种二氧化硅的热膨胀曲线图

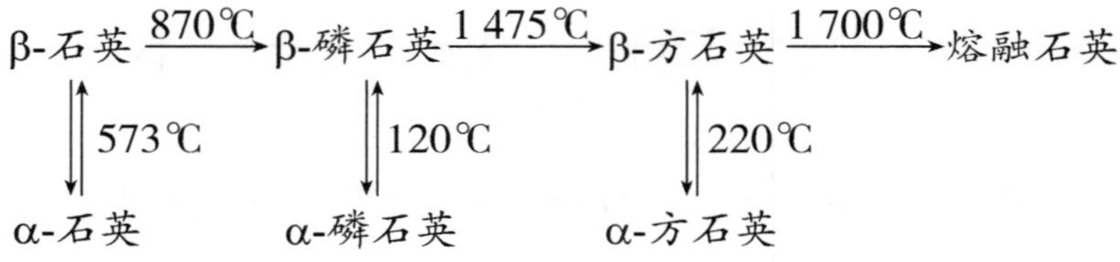

图 6-4 二氧化硅同素异构体的转变

（2）石膏在加热过程中的体积变化：结合剂二水石膏在加热过程中发生如下化学反应：

$$CaSO_4 \cdot 2H_2O \longrightarrow CaSO_4 + 2H_2O \longrightarrow CaO + SO_2\uparrow + O_2\uparrow$$

随着温度的升高，二水石膏开始脱水，当温度超过 200℃时，石膏因脱水开始收缩，至 400℃左右脱水完毕。随着温度的继续升高，石膏又开始膨胀（物体的热胀冷缩特性）。但当温度超过 750℃时，石膏开始分解，导致石膏体积开始收缩，当温度达到 800℃左右，体积急剧收缩（图 6-5）。

石膏类包埋材料凝固后，二氧化硅及作为结合剂的 α-半水石膏与水发生反应，生成二水石膏与二氧化硅结合在一起的凝固物。在对铸型（铸圈）加热的过程中，二氧化硅由 α 型向 β 型转化，而二水石膏因脱水向半水石膏、无水石膏的方向转化。包埋材料的热膨胀曲线是这两者转化叠加的结果。

（3）包埋材料在加热和冷却过程中的体积变化（图 6-6）。

通过图 6-6 可以看到，在高温段，两条曲线比较接近，但在 400℃以下时冷却曲线继续以近乎相同的斜率下降。冷却至接近室温时，则表现为收缩状态，即铸模腔的尺寸要小于原始长度或原始体积。这种现象的产生与二氧化硅无关，而是因为半水石膏加热到一定温度生成的无水石膏冷却时不会发生逆转（再生成半水石膏），只会以小于二水石膏的体

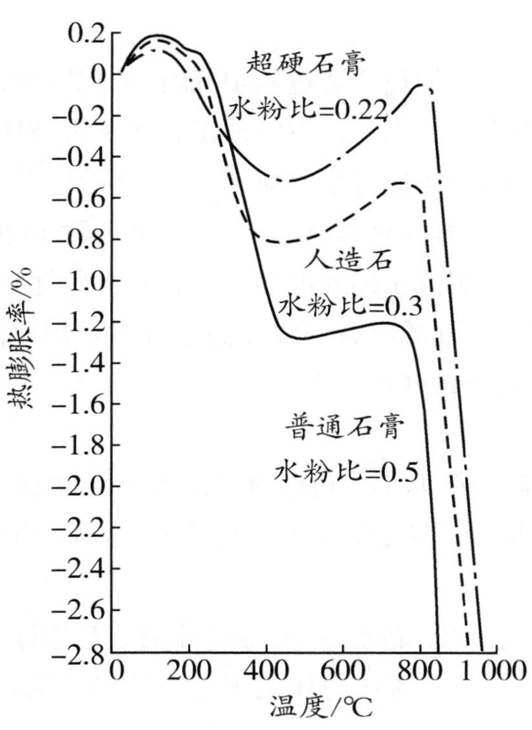

图 6-5 三种石膏加热时的尺寸变化

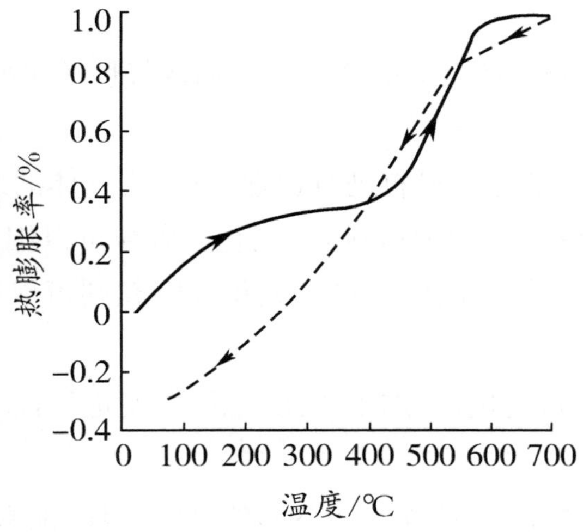

图 6-6 石膏类包埋材料的加热和冷却曲线

实线为加热曲线，虚线为冷却曲线。

积产生冷却收缩。若对石膏类包埋材料进行第二次加热，虽然会产生与第一次几乎相同的热膨胀，但因膨胀、收缩不均匀，很有可能会使固化的包埋材料内部产生微裂，这样的情况下进行铸造必然会影响铸件的质量。因此，对已经加热到一定温度的铸型（铸圈）不能中途冷却，而应当继续加热至铸造温度后立即完成铸造，保证修复体的铸造质量。

此外，同固化膨胀的情形一样，热膨胀也与水粉比例有关，水粉比小则热膨胀率大。

石英在包埋材料中所占比例也会影响热膨胀率,石英含量越多,热膨胀率也越大。

(三)机械强度

包埋材料的机械强度是指在加热铸造过程中,能够抵抗铸型在膨胀、移动过程中受到的压力、磕碰、振动以及液态金属注入时产生的冲击力而不被破坏。

通常要求包埋材料在加热和铸造过程中应有足够的强度,但这种强度不能太高,这是因为在铸造完成后,包埋材料应容易破碎,便于从铸件上清除干净。

包埋材料的机械强度一般用抗压缩强度表示。石膏类包埋材料的抗压缩强度与石膏的种类、含量及水粉比例有关。硬质石膏的强度高于普通石膏,石膏所占比例越大则强度也越高,而水粉比例越大则抗压缩强度越低。

(四)粒度与透气性

1. 粒度　是指二氧化硅颗粒大小。包埋材料的粉末粒度越小,修复体铸件的表面就越光滑。同时,二氧化硅的颗粒越细,吸水膨胀则越大,这有利于包埋材料膨胀率的提高与调控。

2. 透气性　是指铸造过程中,铸金注入铸模腔时,其内的气体排逸的能力。在铸造过程中,液态熔融金属在离心力等压力作用下注入铸模腔内,如果铸模腔内的气体不能顺利排出,熔融金属将无法充满整个铸模腔,从而导致修复体铸件产生铸造缺陷。因此,要求包埋材料固化后应有较多的微小孔隙,以便铸模腔内的气体能在铸造压力下全部及时排出。

石膏类包埋材料的粒度分布及石膏的含量是影响透气性的主要因素。临床操作中可用下列方法来调整透气性:

(1)选择粒度合适、均匀的包埋材料进行包埋,有利于气体的透过。

(2)靠近蜡型的包埋材料(内包埋材料)二氧化硅颗粒可以细腻一些,这样有利于提高修复体铸件的光滑度。蜡型外圈包埋材料二氧化硅颗粒则可以粗大一些,如此有利于提高通气性。

(3)减少包埋材料中石膏的量,增加水粉比,也可以使透气性增加。

(五)耐热分解性

耐热分解性是指包埋材料在一定高温下不易被分解破坏,能够保持其物理机械性能和形态。

包埋材料中二氧化硅在其熔点(1 700℃)以下保持稳定,但无水石膏在750℃左右便开始分解。当无水石膏在750℃以上时,可通过碳元素迅速还原,生成的二氧化硫对金属铸造修复体产生变色污染、腐蚀,降低金属的机械性能。且石膏在750℃时,可出现显著的收缩倾向,所以铸造石膏类包埋材料的加热温度必须在700℃以下。

考点提示

铸造石膏类包埋材料的加热温度

二、应用

（一）用途

中低熔合金铸造包埋材料可用于金合金、银合金、铜合金和锡锑合金等中低熔合金的包埋铸造。成品的石膏类包埋材料可以按照使用说明进行使用，而自行配制的石膏类包埋材料则要注意石膏、石英砂等成分的比例。

（二）使用方法

1. 一次包埋法　取适量的包埋材料调拌好，然后直接注入固定好蜡型的铸圈内，边注入边振动以排出气泡（图 6-7）。该法适用于包埋数目较少，结构简单的修复体蜡型。

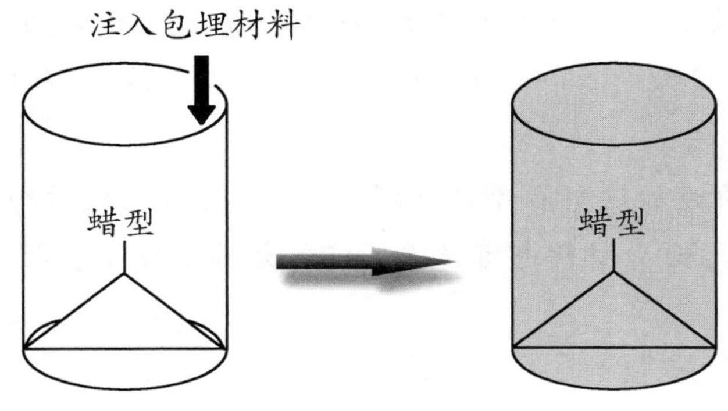

图 6-7　中低熔合金铸造包埋一次包埋法材料使用流程图

2. 二次包埋法　分内包埋和外包埋两步。内包埋时一般采用粒度较小的包埋材料，调和好后用软毛笔涂布，或直接滴注到蜡型的表面，待其凝固后再取粒度较大的石英粉包埋材料调拌，灌注到已完成内包埋的蜡型与铸圈之间，加满后即完成整个包埋（图 6-8）。二次法适用于包埋数目较多、结构较复杂的修复体蜡型。

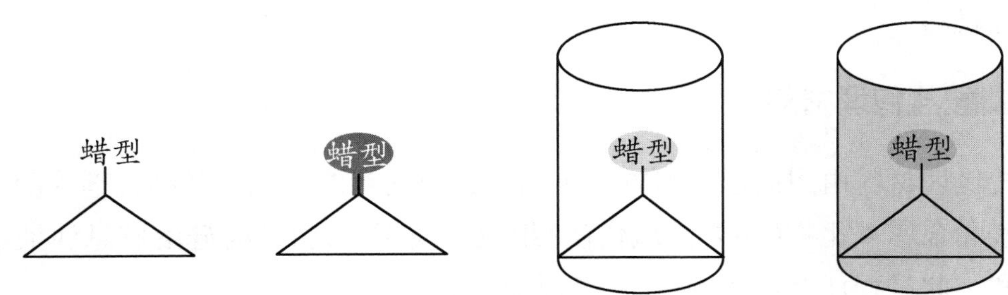

图 6-8　中低熔合金铸造包埋二次包埋法材料使用流程图

（三）注意事项

1. 调拌包埋材料时要注意水粉比例。严格按照使用说明调和，不能随意用改变水粉比例的方法来改变凝固时间，否则会影响材料的膨胀率。

2. 通过包埋前、包埋过程中及包埋后的相应措施来调控吸水性膨胀。具体操作见前文。

3. 调拌工具应清洁干净，搅拌要均匀。

4. 包埋过程中要注意排出气泡，材料要沿调拌刀从铸圈内壁流入，可手工振动或振荡仪振动排出气泡。

5. 包埋材料要密闭贮存，注意防潮。

小知识

快速加热型石膏类包埋材料

传统包埋材料的使用方法特别是加热程序比较复杂，如包埋后5～6小时才可以开始加热，需要2～3小时升温到700℃，保持30分钟左右才可以铸造，否则就会出现尺寸变化不均一、铸型龟裂等现象。这样既浪费时间也不节能环保。

近年来开发了快速加热型石膏类包埋材料，即包埋完成后约30分钟，可直接放入700℃的炉中加热，30分钟后即可铸造。这就大幅缩短了包埋铸造的时间，提高了临床的工作效率。

第三节　高熔合金铸造包埋材料

高熔合金铸造包埋材料是一类适用于包埋铸造温度超过1 000℃的合金（如18-8铬镍不锈钢、镍铬合金、钴铬合金等）的包埋材料。这类包埋材料的主要成分仍是二氧化硅，但由于这类包埋材料不仅需要耐高温，同时还要能补偿高熔合金铸造后较大的收缩率，因此，不能以石膏作为结合剂。目前常用的高熔合金铸造包埋材料有磷酸盐包埋材料和硅胶包埋材料。

一、磷酸盐包埋材料

磷酸盐包埋材料由耐高温材料方石英、石英，或两者的混合物及结合剂磷酸二氢铵或磷酸二氢镁和金属氧化物（主要是氧化镁）组成。使用时，将其与硅溶胶悬浊液或水按一定比例调和。此过程伴有热量的产生，其反应式如下：

$$NH_4H_2PO_4+MgO+5H_2O \longrightarrow NH_4MgPO_4\cdot 6H_2O+\text{热量}$$

（一）性能

1. 固化时间　是指材料从调和开始到初步凝固的时间，一般为4.5～5.5分钟，操作时间为3.5～5.5分钟。凝固时间的长短主要由凝固反应的快慢决定，而影响这一反应速度的因素除了磷酸盐和氧化镁的含量和相对比例外，还包括包埋材料的粒度、水粉比、环境

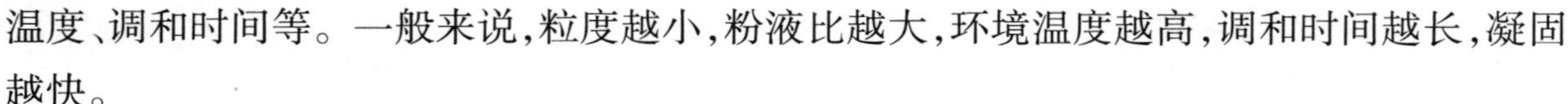

温度、调和时间等。一般来说，粒度越小，粉液比越大，环境温度越高，调和时间越长，凝固越快。

2. 膨胀性能　包括固化膨胀、热膨胀和吸水膨胀。

（1）固化膨胀：磷酸盐包埋材料固化膨胀的实质是 $NH_4MgPO_4 \cdot 6H_2O$ 的针状及柱状结晶的生成。膨胀率受磷酸盐和氧化镁的含量和相对比例、水粉比、调和时间、调和液的浓度、环境温度等影响。磷酸盐和氧化镁的含量越高，固化膨胀越大。水粉比对固化膨胀的影响是：在水粉比较大的情况下，固化膨胀随水粉比的减小而增大，因为水粉比减小后包埋材料中分子堆集密度也相应增大了，形成水化物晶体时的推挤和膨胀作用就更明显。但减小到一定限度后，固化膨胀随水粉比的减小而减小，这是因为粉体太多，水太少，反应物的水解不充分，作为反应物之一的水分子不足，影响了固化膨胀。

用硅溶胶调和磷酸盐包埋材料比单纯用水调和产生的固化膨胀显著增大（图 6-9）。

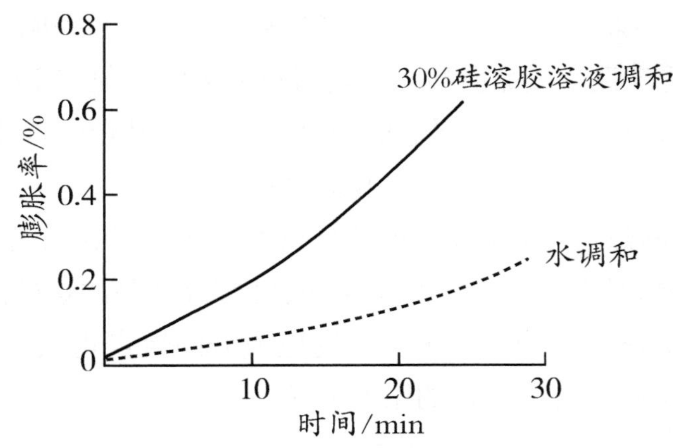

图 6-9　水和硅溶胶调和的包埋材料的固化膨胀曲线

（2）热膨胀：材料的热膨胀来源于二氧化硅的受热膨胀。磷酸盐包埋材料的热膨胀比固化膨胀稳定，大约为 1.2%。热膨胀与材料中石英和方石英的总含量以及方石英所占比例有关。石英总含量越大、方石英比例越高，热膨胀越大。此外，热膨胀率也和原料粒度分布有关。小颗粒的石英只能获得较小的膨胀率，大颗粒的石英则能获得大的膨胀率，所以当粒度分布适当时，小颗粒石英正好嵌在大颗粒石英之间，能获得最大的膨胀率。同样，也可以通过改变硅溶胶浓度来改变热膨胀率，并且能够在一个较大的范围内调节膨胀率。图 6-10 显示 30% 硅溶胶溶液对磷酸盐包埋材料热膨胀率的影响。

（3）吸水膨胀：磷酸盐包埋材料的吸水膨胀是材料在结晶凝固过程中，吸收水分而产生的膨胀。

3. 机械强度　磷酸盐包埋材料的抗压强度大于石膏类包埋材料，调和后 24 小时测试可达到 9～30MPa，即使是加热后再冷却，其抗压强度也大于石膏类包埋材料。

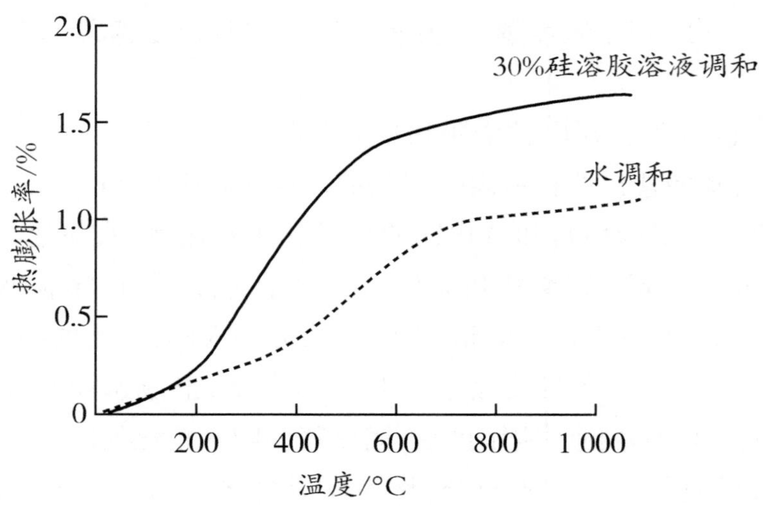

图 6-10 水和硅溶胶调和的包埋材料的热膨胀曲线

当然，强度过大会给铸造后破碎包埋材料、清洁铸件造成一定困难，所以临床上，高熔铸造铸件从包埋材料中取出后，一般需要先经过喷砂处理，然后再进行打磨与抛光。

4. 粉末粒度与透气性　成品磷酸盐包埋材料的粒度一般在 200～350 目。因为粒度较小，且调和的水粉比还不及石膏类包埋材料的一半，故其透气性小于石膏类包埋材料，所以有些生产厂家加了某些纤维，以增加其透气性能。

5. 耐热分解性（耐热性）　磷酸盐包埋材料的耐热性能比石膏类包埋材料高。在高熔铸造温度下，材料经过固化反应、热化学反应，已变成结晶的焦磷酸镁（$Mg_2P_2O_7$）、未反应的氧化镁、β-方石英以及 β-石英等成分。这些成分的熔点均在 1 000℃以上，具有较高的耐热性能，可以满足高熔合金铸造的温度要求。

（二）应用

磷酸盐包埋材料用于铸型耐受温度高于 700℃时的铸造，例如金-银-铂合金、钯-铜-镓合金、银-钯合金及非贵金属的镍铬合金、钴铬合金等高熔合金的铸造包埋。可用作高熔合金铸造的内包埋材料，也可进行整体包埋，多用于需要带模整体铸造的蜡型包埋。此外，磷酸盐包埋材料还特别适用于复制需要进行带模铸造的耐高温模型。

1. 磷酸盐包埋材料的使用方法

（1）高熔合金内层包埋：先按商品要求的粉液比例进行调和，然后取少量调和好的材料，用软毛笔蘸材料涂布到蜡型上，待其初步凝固后，反复 2～3 次，使之达到 3～6mm 的厚度。

外层包埋材料可采用粗石英粉（过 120 目）和超硬石膏按 9∶1的比例调和，然后注入内包埋好的蜡型与铸圈之间，振荡排出气泡，注满即可。

（2）带模铸造整体包埋：先按商品要求的粉液比例进行调和，然后用软毛笔蘸调好的材料涂布到蜡型、铸道上，达到一定厚度（3～6mm），最后将调和好的材料沿铸圈壁流入铸圈内，振荡排出气泡，注满即可。

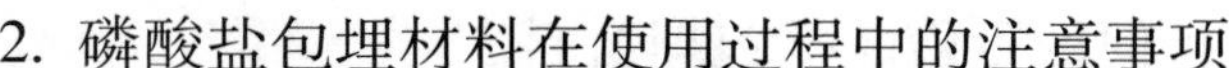

2. 磷酸盐包埋材料在使用过程中的注意事项

考点提示

磷酸盐包埋材料使用注意事项

（1）调和比例应严格按照商品要求进行。如果用水调和，注意水粉比例为（13～20）mL∶100g。如果采用厂家提供的膨胀水（即硅溶胶悬浊液）调和，将二氧化硅、结合剂与硅溶胶悬浊液调和，调和时间不超过1分钟。

（2）包埋过程中要注意振荡排出气泡。

（3）包埋完成后，要待其凝固1～2小时后，方能烘烤铸圈。注意在250℃以前应该缓慢升温，以防包埋材料开裂。升温到300℃后维持40分钟，然后1～3小时升温到700℃，待铸圈内气体充分排出，30分钟后使温度升至850～900℃，维持15分钟即可开始铸造。

（4）某些商品要求较高，需要考虑配套的铸造合金、规定的调和液体，还要考虑环境温度、湿度，甚至要求在真空条件下调和包埋材料。

（5）材料的贮存应注意防潮。

二、硅胶包埋材料

硅胶包埋材料也是一类高熔合金铸造包埋材料，与磷酸盐包埋材料的应用范围相同。硅胶包埋材料分为正硅酸乙酯包埋材料和硅溶胶包埋材料两种。硅溶胶包埋材料现在常以硅溶胶悬浊液的形式与磷酸盐包埋材料合用，下面仅介绍正硅酸乙酯包埋材料。正硅酸乙酯包埋材料是以正硅酸乙酯作为结合剂的高熔铸造包埋材料。耐火材料仍是二氧化硅，结合剂是正硅酸乙酯。

（一）性能

1. 固化反应　正硅酸乙酯分子式为 $Si(OC_2H_5)_4$，经加水分解，生成硅溶胶。其反应过程可表述如下：

$$Si(OC_2H_5)_4+4H_2O \longrightarrow Si(OH)_4+4C_2H_5OH$$

上述水解作用需在乙醇溶剂的帮助下完成。同时乙醇对水解产物具有稳定性。盐酸可以加速水解速度。因此，包埋材料的性能取决于正硅酸乙酯、乙醇、盐酸及水之间的配比。若盐酸的量不合适，可使包埋材料产生裂隙，二氧化硅沉淀多，这些都会影响铸造修复体的质量。正硅酸乙酯的水分解反应实际上比上述反应式复杂得多，反应过程产生的 $SiO_2 \cdot 2H_2O$ 可以聚合成硅化合物聚合体。这种硅化合物聚合体含硅量高，耐高温性强（1 200～1 400℃）。

2. 固化时间　室温下固化时间为10～30分钟。若在浓氨水的容器中，可以加速固化。加入氧化镁量越多，固化速度越快。

3. 膨胀和强度　因为正硅酸乙酯包埋材料中耐火材料及结合剂中均含有硅，所以该材料具有较大的热膨胀率及综合膨胀率（总膨胀率达1.5%～1.7%）。结合剂为硅溶胶，故耐高温，强度显著高于石膏类包埋材料，但低于磷酸盐包埋材料。

4. 透气性　由于正硅酸乙酯包埋材料中的硅溶胶颗粒细腻，加热后石英粉的颗粒间隙容易被结合剂中的微粒堵塞，所以透气性比石膏包埋材料稍差。

（二）应用

正硅酸乙酯包埋材料一般用作内层包埋材料。用氨气处理后，可加速其固化。内层包埋材料固化后，可采用少量硬质石膏（10%）与粗石英粉配制的石膏包埋材料与水调和，进行外包埋。

正硅酸乙酯的用法及注意事项如下：

1. 内包埋时取适量材料，将细石英粉（过 200 目）和水解液按 4∶1.3 调和制成胶体悬浊液。外包埋材料则可用粗石英粉（过 120 目）和超硬石膏按 9∶1混合，然后加水调和即成。

2. 内包埋材料调和好后，用软毛笔蘸材料涂布或直接滴注流布到蜡型、铸道上，再迅速均匀撒上石英粉（过 80～100 目），吸取多余液体，然后置于放有浓氨水的密闭容器中 15～25 分钟进行氨气处理，加速材料的固化。如此反复进行二、三层，最后形成 3～6mm 厚的石英壳，即完成内包埋。

3. 外包埋材料调和好后，小心注入内包埋好的蜡型与铸圈之间，振荡排出气泡，注满即可。

4. 烘烤、焙烧、铸造要点同磷酸盐包埋材料。正硅酸乙酯水解液配制好后使用时间不宜过长，使用后要及时盖紧瓶盖，防止挥发性物质的丧失，从而影响材料性能。

第四节　钛合金铸造包埋材料

钛合金具有极好的生物相容性，并具有比重小，物理性能、耐腐蚀性能、力学性能、综合工艺性能优良等优点。但其熔点高达 1 668±10℃，超出其他高熔铸造合金，并且在高温下其化学性质极为活泼，易氧化，易与包埋材料发生化学反应，所以普通的高熔合金铸造包埋材料不能满足其要求，必须选择专用包埋材料。能够满足钛合金铸造要求的包埋材料为钛合金铸造包埋材料。

一、性能要求

铸造钛合金用包埋材料除了应该具备一般包埋材料的条件外，还必须具备以下要求：

1. 稳定的化学性能　材料在铸造温度条件下不与熔融钛发生化学反应。铸造过程中不污染钛合金，铸件得到良好的表面性状。

2. 良好的机械性能　材料应具备高耐火度及抗冲击能力，在铸造钛合金高温下不变形破裂，能够保持稳定的外形。

3. 合适的膨胀率　能够补偿钛合金铸造后的冷却收缩，不影响修复体的精确度。

4. 材料细致均匀　包埋后能够充分再现蜡型，使铸造后铸件表面光洁。

5. 导热性能要低　包埋材料的导热性低可以保证材料温度不会瞬间下降，防止钛合金形成凝壳，以减少铸造过程中铸件激冷所造成的缺陷。

6. 操作工艺简便　材料使用方法简便，铸造完成后铸件容易从包埋材料中脱出。

二、分类

根据膨胀方式不同，钛合金铸造包埋材料可分为硅的硬化和受热变形产生膨胀的包埋材料、金属粉末氧化产生膨胀的包埋材料、生成尖晶石产生膨胀的包埋材料。

根据主要组成不同，钛合金铸造包埋材料可分为硅系包埋材料、镁系包埋材料、铝系包埋材料和锆系包埋材料。

通常采用正硅酸乙酯水胶体作为结合剂，与氧化锆等耐火材料调和后作为内包埋材料。外包埋材料多采用磷酸盐包埋材料。

三、应用

临床应用的钛包埋材料有硅系、铝系、镁系和锆系类型。

1. 硅系材料　虽然价格便宜，但因硅容易与钛合金发生化学反应，可影响铸件的质量，故现已少用。

2. 铝系材料　各方面性能尚好，但其操作时间太长，铸模坚硬，铸件难以从中脱出，因此其使用受到了限制。

3. 镁系材料　各方面性能指标都较优越，添加相应的成分(如氧化锆等)，其性能更加出色，具有良好的应用前景。

4. 锆系材料　是二氧化锆和结合剂为主制成的新型高温包埋材料。这种材料能耐1 600℃以上的高温，并能够防止钛合金在铸造高温下与其发生反应，是目前临床常用的铸造钛合金包埋材料。

钛合金铸造包埋材料的内、外包埋方法与高熔合金铸造包埋材料相似。氧化锆材料作为包埋材料，一般与正硅酸乙酯水胶体调和，用氧化铝挂砂，经氨法干燥10～15分钟，用磷酸盐进行包埋。烘烤、焙烧、铸造的方法及注意事项按钛合金铸造要求进行。

第五节　铸造陶瓷包埋材料

铸造陶瓷价格适中，在全瓷修复中占有较大的比重。目前市场上铸造陶瓷的铸造温度大约在920℃，铸造收缩率在1%左右。所以磷酸盐包埋材料的性能特点可以满足陶瓷的铸造要求。铸造陶瓷包埋材料也是由耐火材料二氧化硅及结合剂磷酸盐和氧化镁构成，其总膨胀率一般要求在1.2%左右，包括凝固膨胀和热膨胀，以补偿陶瓷材料的铸造收缩。铸造陶瓷包埋材料的性能要求是：透气性能好、铸件精确度高、表面光洁度好、铸造完成后包埋材料容易去除等。

小结

铸造包埋材料是铸造工艺中用于蜡型包埋的材料，包括中低熔合金铸造包埋材料、高熔合金铸造包埋材料、钛合金铸造包埋材料及铸造陶瓷包埋材料。本章主要介绍临床常用包埋材料的性能特点、临床应用及注意事项。在铸造工艺中合理选择并正确应用铸造包埋材料直接关系到修复体的质量。

练习题

选择题

1. 目前临床上常用的铸造包埋材料不包括
   A. 中低熔合金铸造包埋材料　　B. 高熔合金铸造包埋材料
   C. 铸造陶瓷包埋材料　　D. 锆合金铸造包埋材料
   E. 钛合金铸造包埋材料
2. 中低熔合金铸造包埋材料的主要成分为
   A. 二氧化锆　　B. 二氧化硅
   C. 石墨　　D. 硬质石膏
   E. 硼酸
3. 中低熔合金铸造包埋材料的结合剂是
   A. 硅酸乙酯　　B. 石膏
   C. 水　　D. 磷酸二氢铵
   E. 磷酸二氢镁
4. 正硅酸乙酯包埋材料作为内包埋材料使用时，其厚度为
   A. 1～3mm　　B. 3～6mm
   C. 6～8mm　　D. 8～10mm
   E. 10mm 以上
5. 临床应用的钛合金铸造包埋材料不包括
   A. 硅系包埋材料　　B. 镍系包埋材料
   C. 锆系包埋材料　　D. 铝系包埋材料
   E. 镁系包埋材料
6. 铸造时石膏类包埋材料的加热温度必须在
   A. 500℃以下　　B. 600℃以下
   C. 700℃以下　　D. 800℃以下
   E. 900℃以下

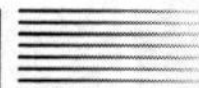

7. 磷酸盐包埋材料固化后体积

A. 收缩

B. 膨胀

C. 不变

D. 不一定

E. 收缩或不变

（张　晶）

第七章　口腔陶瓷材料

学习目标

1. 掌握：金瓷结合的主要影响因素以及金瓷修复体的制作工艺。
2. 熟悉：陶瓷材料、烧结全瓷材料、金属烤瓷材料的种类、结构特点、性能及应用。
3. 了解：铸造陶瓷材料、切削成型全瓷材料及陶瓷牙的性能及制作工艺。

第一节　概　　述

陶瓷材料是以氧化物、氮化物、碳化物等原料制成的无机固体材料，具有硬度高、耐磨性好，化学性能稳定、生物学性能及着色性能好等优点。1774 年法国 Duchateau 采用陶瓷材料做义齿，陶瓷开始被正式应用于口腔临床。但由于陶瓷材料脆性大、强度不足等缺点没有很好解决，使其在口腔临床的应用受限。直到 1960 年，人们初步解决了金瓷相互匹配技术，陶瓷修复进入了一个新阶段，之后研究出许多新型陶瓷，特别是生物陶瓷，促进了口腔修复技术的极大发展。本章主要介绍常用的口腔修复陶瓷材料。

一、口腔陶瓷材料的分类、结构和性能

（一）口腔陶瓷材料的分类

口腔陶瓷材料的分类方法很多。通常按原料来源将其分为普通陶瓷和特种陶瓷；按用途和制作工艺可分为烧结全瓷材料、金属烤瓷材料、铸造陶瓷材料、切削成型全瓷材料及成品陶瓷牙；还可以按其主要晶相来命名，例如氧化铝（基）陶瓷、尖晶石（基）陶瓷、碳化物陶瓷等。

（二）口腔陶瓷材料的结构

陶瓷材料的显微结构是由三种不同的相组成，即晶相、玻璃相、气相。

1. 晶相　是陶瓷材料最主要的结构，晶相决定了陶瓷的物理和化学性质。陶瓷材料的晶体结构比较复杂，与配料矿物的种类和制作工艺有关。即使原料相同，但制作工艺不同，形成的晶相也会有差异，陶瓷的性质因而也不同。其中立方、四方和六方晶系最为重要。

2. 玻璃相　是非晶态结构的低熔点固体。玻璃相的作用是填充晶粒间隙，提高致密度及粘接晶粒等，还可以起到降低烧结温度、改善工艺的效果。不同的陶瓷中，玻璃相的

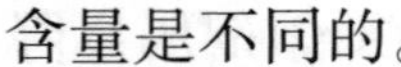

含量是不同的。

3. 气相　即气孔，在陶瓷材料中起着重要作用。气孔包括开口气孔和闭口气孔两种，大部分气孔是在加工过程中形成并保留下来的，有些气孔可通过特殊工艺方法获得。陶瓷的许多性能随着气孔率、气孔尺寸分布的不同可在很大范围内变化。合理控制陶瓷中气孔的数量、形态和分布极为重要。

陶瓷材料的结合键包括离子键、共价键和离子键与共价键的混合键。口腔陶瓷材料多为混合键结合，既有离子性结合，又有共价性结合。

（三）口腔陶瓷材料的性能

1. 物理性能　陶瓷材料在烧结过程中会产生体积收缩，在操作时应采取必要措施减小收缩。而其他一些性能如热膨胀系数、光透过率、吸水率及热导率等，在厂家生产出成品瓷粉时已确定。选择质量较好，合适类型的陶瓷粉是提高修复质量的关键之一。口腔陶瓷材料的主要物理性能见表 7-1。

表 7-1　口腔陶瓷材料的主要物理性能

密度	线膨胀系数	吸水率	热导率	光透过率	线收缩率	体积收缩率
2.4g/cm^3	(6～8)×10^{-6}/K	0～2%	1.05W/(m·K)	50%（2mm 板）	13%～70%	35%～50%

2. 机械性能　口腔陶瓷材料的硬度、耐磨度及压缩强度均非常高，但其冲击强度、拉伸强度及弯曲强度较低。因此，口腔陶瓷材料质脆易折，如何解决陶瓷材料质脆易折的问题，是当今研究的重要课题。

3. 化学性能　口腔陶瓷材料是口腔材料中化学性能最稳定的材料，可耐受许多化学物质的作用而不发生变化。陶瓷修复体长期在口腔环境中，在各种食物、饮料、唾液、体液、微生物及酶的作用下，均不会变质、变性。

4. 生物学性能　口腔陶瓷材料具有良好的生物学性能，对组织无刺激、无毒，还可以和机体组织形成某种结合。可植入体内或在口腔内使用。

5. 美学性能　用口腔陶瓷材料制作的修复体，光透性、色泽及光泽度接近自然牙，是目前美学性能最好的修复材料。

影响口腔陶瓷性能的主要因素包括陶瓷材料的组成、结构、性质、晶体结构、相分布、晶粒尺寸和形状、气孔、杂质、缺陷以及晶界等。

二、常用的陶瓷材料

常用的陶瓷材料包括：长石质陶瓷、羟基磷灰石陶瓷、玻璃陶瓷和氧化铝陶瓷。

（一）长石质陶瓷

1. 结构特点　以长石为主要原料（主要是天然钠长石和钾长石的混合物），配以石英、白陶土及少量硼砂、着色剂等成分烧结而成的一种陶瓷材料。还有少量助熔剂用以降低陶瓷的熔点。

2. 主要性能和用途

（1）物理性能见表 7-2。

（2）生物学性能:对机体无毒、无刺激性,能耐受口腔内唾液中的各种微生物的作用。

长石质陶瓷是较早应用的陶瓷材料之一,在临床常用来制作烤瓷牙和成品瓷牙等。

（二）羟基磷灰石陶瓷

1. 结构特点　磷灰石有人工合成的和天然的两种,羟基磷灰石是其中的一种,其分子式为 $Ca_{10}(PO_4)_6(OH)_2$,临床应用的羟基磷灰石陶瓷材料一般采用人工合成的方法获得。

2. 主要性能和用途　羟基磷灰石的结构成分和人体骨组织及牙相似,生物性好,不易引起机体的免疫反应,材料本身无毒、无刺激性和致癌性,性质相对稳定,能和骨组织形成骨结合,常用作种植材料,目前是一种优良的牙及骨缺损的代用材料。羟基磷灰石陶瓷的主要物理机械性能见表 7-2。

表 7-2　几种口腔陶瓷材料的物理机械性能

性能	长石质陶瓷	羟基磷灰石陶瓷	玻璃陶瓷	单晶氧化铝陶瓷
密度/($g \cdot cm^{-3}$)	2.4	3.16	2.6～2.8	2.87
硬度/MPa	3 800	4 600	6 170	5 910
线膨胀系数/K^{-1}	$(6 \sim 8) \times 10^{-6}$	10.4×10^{-6}	9.9×10^{-6}	4.1×10^{-6}
压缩强度/MPa	345	950	350～500	3 000
弯曲强度/MPa	55	100～130	210～250	210～1 300

（三）玻璃陶瓷

1. 结构特点　玻璃陶瓷具有类似玻璃的结构和成分,并添加了 CaO 和 P_2O_5 等。经铸造加工而成的为非结晶结构体,类似普通玻璃结构,再进行第二次加温,结晶化处理后,可以显著提高强度,色泽和透明度更接近自然牙,生物性能也得到进一步改善。

2. 主要性能和用途　玻璃陶瓷有较高的强度,逼真的色泽和透明度,同时它还析出磷灰石等结晶相,具备良好的生物性能。玻璃陶瓷可以在临床制作修复体,也可以作为种植材料。玻璃陶瓷的主要物理机械性能见表 7-2。

（四）氧化铝陶瓷

1. 结构特点　氧化铝陶瓷的主要成分为 Al_2O_3。Al_2O_3 含量占 45% 以上的陶瓷均可称为氧化铝陶瓷。氧化铝陶瓷分为单晶氧化铝陶瓷和多晶氧化铝陶瓷,均属六方晶系。

单晶氧化铝陶瓷的各种性能优于多晶氧化铝陶瓷。

2. 主要性能和用途　氧化铝陶瓷，特别是单晶氧化铝陶瓷表面存在一层水化膜，其亲水性好、无毒、无刺激性，具有良好的生物学性能。随着 Al_2O_3 含量的增加，陶瓷的物理机械性能也逐渐提高，但其透明性随之下降。氧化铝陶瓷主要用作种植材料或作为烤瓷冠的内层。氧化铝陶瓷的主要物理机械性能见表 7-2。

小知识

口腔陶瓷材料是如何制备的?

口腔陶瓷材料可采用天然或人工合成的材料作为原材料，经高温熔融、淬冷、粉碎及混合等工艺制备成陶瓷粉。

瓷制品的制备：①烧结，将瓷粉和专用液混合塑型后，在低于熔点的温度下加热，以获得高强度成品的过程。烧结后陶瓷材料的理化性能发生很大改变，不同的材料烧结的条件和方法不同。②表面涂层，是将陶瓷材料均匀紧密结合在另一种基底材料上的技术，可采用烧结、离子沉积、电泳沉积、喷涂、浸蚀等工艺方法进行涂层。③铸造，在一定温度下将陶瓷材料熔融后注入铸模中，再经过结晶化处理后，逐渐冷却得到瓷制品的过程。

目前，随着科学技术的发展，新的陶瓷材料不断涌现，陶瓷基复合材料成为当今陶瓷材料研制发展的方向之一。陶瓷基复合材料包括各种增强陶瓷材料、陶瓷涂层材料、金属陶瓷材料、陶瓷与有机质的复合材料等，这些材料能兼备各复合成分的优点，弥补各自的不足。这些新型复合材料的研究和应用，将对口腔修复产生较大的影响。

第二节　烧结全瓷材料

一、分类和性能

（一）分类

全瓷修复体是指修复体全部由瓷制作而成。烧结全瓷材料是采用瓷粉（见文末彩图 19）烧结方法制作全瓷修复体的材料，以往习惯将这种瓷料称为烤瓷或烤瓷材料，近年来因瓷料的性能不断提高，目前一般又称为全瓷修复材料。全瓷修复材料按加工工艺不同又分为烧结陶瓷、热压陶瓷、粉浆涂塑陶瓷、切削成型陶瓷、种植陶瓷及陶瓷制品。这种瓷料实际上是烧结陶瓷的一种，为了与烤瓷材料和其他的全瓷材料在称谓上不产生混淆，故将本节所述的瓷料称为烧结全瓷材料。

由于修复体全部由瓷制作而成，消除了金属基底对修复体透明性的影响，使得制作的修复体美观性能更好。当然，全瓷修复体要求全瓷材料具有足够的强度和韧性，特别是弯曲强度和断裂韧性方面。烧结全瓷材料通常使用各种晶相作为增强剂。晶相的体积含量较高,可达90%。此外,晶相与玻璃相折射率的匹配是影响瓷透明性的重要因素。

1. 根据不同熔点范围分类　分为高熔烧结全瓷材料(1 200～1 450℃)、中熔烧结全瓷材料(1 050～1 200℃)、低熔烧结全瓷材料(850～1 050℃)。

2. 根据增强晶相种类分类　分为白榴石增强长石质烤瓷和氧化铝增强烤瓷。

(二)性能

1. 物理机械性能　烧结全瓷材料的硬度比较高,非常耐磨,和牙体组织相当,其他各项性能如导热率、热膨胀系数等也较好,最适合作为牙体修复材料。但是也存在较脆易折的缺点,近年采用添加氧化铝等新方法、新工艺,性能已有很大改善。

2. 化学性能　烧结全瓷材料的化学性能稳定,在多种化学物质作用下不被腐蚀和变色,长期在口腔环境中也不会发生不良变化。

3. 生物性能　烧结全瓷材料无毒、无刺激性、不致敏,能维护牙周组织及其他口腔组织的健康,具有优良的生物学性能。

4. 美学性能　烧结全瓷材料具有类似自然牙的牙釉质,呈半透明状,表面光洁有色泽,而且容易比色、配色,具有较高的美学性能。

烧结全瓷材料是一种各方面性能比较好的修复材料,特别是物理机械性能方面的某些指标接近于自然牙。其与其他材料的硬度比较见表7-3。

表7-3　烤瓷与其他材料的硬度比较

材料	烤瓷	牙釉质	牙本质	自凝树脂
布氏硬度/HB	400	300	65	16

二、制作工艺和临床应用

(一)制作工艺

工艺流程如下:

成型→烧结→调磨→补瓷→上釉

1. 成型　按临床要求,选择色调合适的烤瓷粉,以一定比例的蒸馏水或烤瓷专用液充分调和成糊状,在振荡的条件下,尽量排出粉粒间隙中的空气,增加其致密度,然后用特制的毛笔蘸取糊状物均匀涂布于代型上,再用雕刻刀加压雕塑修复体的外形。为了补偿烧结后的体积收缩,需将烤瓷预成体的形态和尺寸均比正常体积放大13%～20%。在塑形过程中,加压是非常重要的步骤,既可减少气孔的产生,又可减小烧结后的体积收缩;既可保持其强度,又可获得良好的透明性,然后充分脱水并在已预热到650℃的炉前干燥几分钟后,即可入炉烧结。

2. 烧结　是将烤瓷预成体放入烤瓷炉,按一定要求加温,从而使瓷粉发生一系列变化而得到修复体的过程。烧结过程一般分成三段：低温、中温、高温烧结阶段。①低温烧结阶段：是把预热干燥好的烤瓷预成体放入预热好的烤瓷炉中，逐渐升温，使瓷粉中的玻璃质软化并出现一定流动，粉粒间产生凝集，但此时凝集不全而成多孔状，体积稍有收缩；②中温烧结阶段：是粉粒间完全凝集，孔隙减小而使体积明显收缩；③高温烧结阶段：瓷粉熔融而相互结合形成结晶体，体积收缩已趋于稳定，但失去原有光泽。

经过上述烧结后得到初步的烤瓷修复体，还需调磨或补瓷，再上釉后得到最终的修复体。烤瓷材料在烧结过程中必须按烤瓷炉规定程序使用，一般要求预热均匀，升温缓慢，并注意选用材料的性能。补瓷后应在相同的条件下烧结。

（二）烧结全瓷材料的应用

烧结全瓷材料应用于修复体，具有较高的美学性能，外观上非常接近自然牙，其理化性能和生物学性能也较好，主要用于前牙。但由于存在质脆易折的缺点，影响了烤瓷修复体在临床中的应用。近年采用氧化铝等增强技术，使其性能得到较大的改善，并结合计算机辅助设计/计算机辅助制作（CAD/CAM）技术，实现修复体制作自动化，它将成为口腔临床全瓷冠桥修复材料中的最佳者。

第三节　金属烤瓷材料

金属烤瓷材料又称金属烤瓷粉，口腔临床修复时，为了克服单纯烤瓷材料本身强度不足和脆性的问题，在金属冠核表面熔附上一种性能相匹配的瓷料，这种瓷料称为金属烤瓷材料，又称金属烤瓷粉。这种修复技术称为烤瓷熔附金属（PFM）工艺。制作的修复体称为金属烤瓷修复体（见文末彩图 20）。烤瓷熔附金属修复体结构见图 7-1。

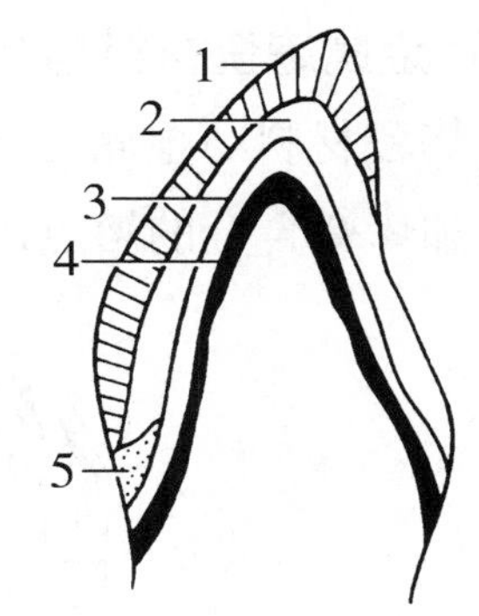

图 7-1　烤瓷熔附金属修复体
1. 釉瓷；2. 体瓷；3. 不透明瓷；4. 金属套；5. 龈瓷。

由于此种修复体兼有陶瓷和金属两者的优点，目前已普遍应用于牙体缺损、牙列缺损等的修复。

根据金属冠核的不同，金属烤瓷修复体分为贵金属和非贵金属两大类。贵金属烤瓷修复体的金属冠核主要为金合金。非贵金属烤瓷修复体的金属冠核主要为镍铬合金。不同的金属冠核所选用的瓷粉不同，但瓷粉均为低熔烤瓷材料。瓷粉和金属的熔点、热膨胀系数及结合等要匹配。烤瓷材料由于要和合金产生较好的结合，在组成上与一般的烤瓷材料稍有不同。

一、分类和性能

（一）分类

金属烤瓷材料根据使用部位和作用不同又可分为：①底瓷（遮色瓷）；②体瓷；③颈部

瓷(龈瓷);④釉瓷;⑤透明瓷;⑥切端瓷等。

(二)性能

金属烤瓷材料的性能应与金属的性能匹配,使两者达到最佳结合,满足临床对金属烤瓷修复体的各项性能要求。金属烤瓷材料的主要性能见表7-4。

表7-4 金属烤瓷材料的主要性能

机械性能		物理性能	
压缩强度	175MPa	热膨胀系数	$(13\sim14)\times10^{-6}$/K
拉伸强度	23～33MPa	体积收缩	33%～43%
弯曲强度	60～70MPa	密度	2.4g/cm³
努氏硬度	4 500～6 500MPa	透明度	0.27
弹性模量	69GPa	热导率	1.204W/(m·K)

二、金属烤瓷材料与金属的结合

(一)金属烤瓷材料与金属的结合形式

目前,一般认为金属烤瓷材料与金属之间存在四种结合形式(详见第五章)。

(二)金属烤瓷材料与金属结合的匹配

金属烤瓷材料与金属之间应有良好的匹配,主要涉及两者的热膨胀系数、烤瓷材料的烧结温度和烤瓷合金的熔点以及在界面上烤瓷材料对烤瓷合金的润湿性等方面(图7-2)。

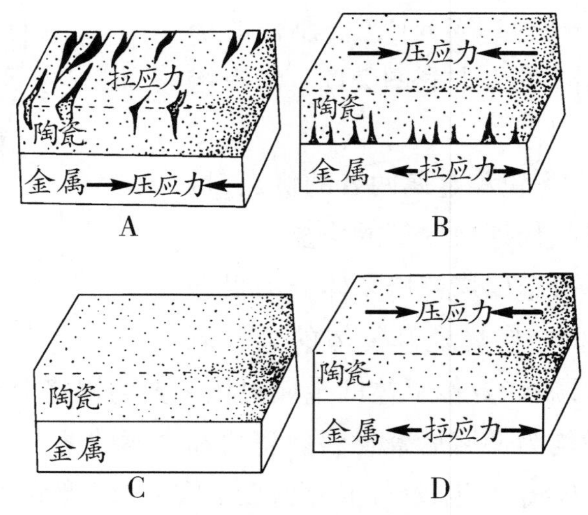

图7-2 烤瓷与金属热膨胀系数的关系

A. 烤瓷热膨胀系数大于金属 B. 烤瓷热膨胀系数小于金属 C. 烤瓷热膨胀系数等于金属 D. 烤瓷热膨胀系数稍小于金属

1. 热膨胀系数　是烤瓷材料和金属匹配三个影响因素中的主要因素。①如果烤瓷材料的热膨胀系数大于金属的热膨胀系数，在烧结冷却过程中，烤瓷材料受到的是拉应力，金属受到的是压应力，烤瓷易产生龟裂及破碎；②若烤瓷材料的热膨胀系数小于金属的热膨胀系数，烤瓷材料受到的则是压应力，金属受到的是拉应力，在两者界面的烤瓷侧可产生裂隙，导致烤瓷层剥脱；③当两者的热膨胀系数相同或很接近时，才能使界面稳定，结合良好。但实际上很难达到这种理想状态，通常是烤瓷材料的热膨胀系数略小于金属的热膨胀系数，但其差值应控制在（0～0.5）$\times10^{-6}$/K 的范围内。

2. 烤瓷材料的烧结温度与金属熔点　烤瓷材料熔附于金属表面，要求烤瓷材料的烧结温度低于金属的熔点。这样烤瓷材料熔融后，才能牢固地熔附在金属表面。烧结冷却时，烤瓷不会产生龟裂，金属不会出现变形。金属的熔点低于烤瓷材料的烧结温度则不能使用。

3. 烤瓷材料与金属结合界面的润湿状态　为了使熔融后的烤瓷能与金属形成良好的结合，烤瓷对金属应有良好的润湿性。同时要求金属表面极度清洁，底瓷熔融时的流动性好，从而保证两者间保持良好的润湿状态。另外也可在合金中加入微量的非贵金属元素，减小金属表面张力，获得良好的润湿界面，使烤瓷牢固熔附在金属表面，从而达到两者的良好结合。

三、制作工艺和应用

金属烤瓷修复体的制作包括金属基底冠的制作及烤瓷材料熔附于金属表面并成型两个部分。下面介绍金属烤瓷修复体的一般制作工艺过程。

（一）金属烤瓷修复体的制作工艺

制作工艺流程如下：

金属基底冠的制作→金属基底冠的预处理→涂瓷和烧结

1. 金属基底冠的制作　选择与烤瓷材料相匹配的合金制作金属基底冠，其制作方法和常规铸造金属修复体相同，金属基底冠应尽可能薄而小，预留出足够的瓷熔附空间。

2. 金属基底冠的预处理　为了使烤瓷材料熔附后能和金属基底冠牢固结合，金属基底冠表面必须进行预处理。首先是采用喷砂和打磨方法，去除表面杂质，磨平金属基底冠表面，并使之粗化。然后再用蒸馏水、无水乙醇等进一步清洁。自然干燥后放入真空烤瓷炉中加温，升至 1 100℃后放气，此过程可达到除气预氧化的作用。预氧化的温度根据不同材料等略有区别。除气可去除金属在铸造过程中留下的少量气体，防止发生瓷泡。预氧化可使金属基底冠表面形成一层致密的非贵金属氧化物，从而使烤瓷和金属之间产生牢固的化学结合。氧化物层过薄或过厚均会使结合强度降低。

3. 涂瓷和烧结　将底瓷瓷粉与瓷粉专用液或蒸馏水按一定比例调和呈糊状，充分振荡后涂于金属基底冠表面，干燥后放入烤瓷炉进行烧结，一般起始温度在 600～650℃，升至 900℃后取出，在室温下冷却，检查瓷层的厚度和覆盖情况，若不足需补瓷烧结。底瓷

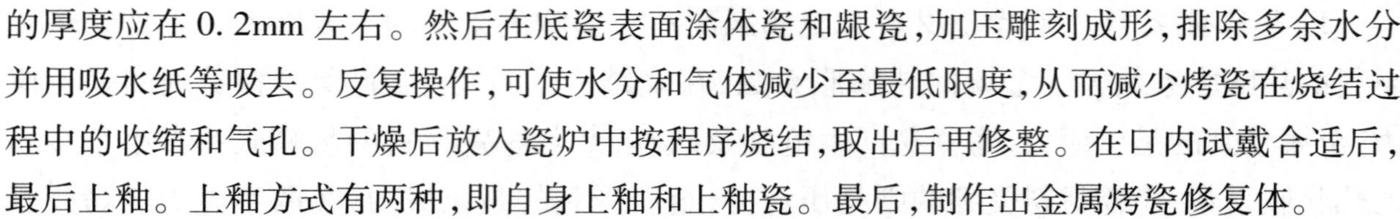

的厚度应在0.2mm左右。然后在底瓷表面涂体瓷和龈瓷，加压雕刻成形，排除多余水分并用吸水纸等吸去。反复操作，可使水分和气体减少至最低限度，从而减少烤瓷在烧结过程中的收缩和气孔。干燥后放入瓷炉中按程序烧结，取出后再修整。在口内试戴合适后，最后上釉。上釉方式有两种，即自身上釉和上釉瓷。最后，制作出金属烤瓷修复体。

（二）金属烤瓷修复体的应用

目前，由于材料的大力开发，金属烤瓷修复体已成为口腔临床修复方法之一，大量应用于牙体缺损和牙列缺损，特别是前牙修复。金属烤瓷修复体色泽比较自然美观，又具有必要的强度和耐磨性，受到临床医师和患者的欢迎。但也存在一些缺点，如由于内层为金属冠核，影响了烤瓷的色泽和透光性，在修复体的颈部更加明显，掌握好烤瓷技术有一定难度。另外，在使用中存在放宽适应证的现象，影响修复体的质量和效果。

（张 晶）

第四节 铸造陶瓷材料

铸造陶瓷是利用玻璃在高温熔化后具有良好的流动性，浇铸成所需铸件，再经过结晶化处理，析出结晶相而瓷化，使材料获得足够的强度，而制作出修复体。这种制作工艺称为铸造陶瓷修复工艺，所制作的修复体称为铸造陶瓷修复体。

一、种类及性能

（一）种类

铸造陶瓷材料主要分为两大类，即硅玻璃铸造陶瓷和磷灰石铸造陶瓷。

（二）性能

口腔铸造陶瓷材料（见文末彩图21）是一种性能良好的材料，特别是用来制作修复体时，效果较满意。

1. 物理机械性能 铸造陶瓷的物理机械性能和天然牙较接近，制作的修复体色泽逼真，具有牙釉质的透明和半透明性，与牙体组织贴合准确。

2. 化学性能 铸造陶瓷具有类似玻璃的结构，不发生腐蚀现象，因此，它的化学稳定性非常好。

3. 生物学性能 两类铸造陶瓷均无毒、无刺激性、生物安全性良好。

4. 美学性能 铸造陶瓷材料制作的修复体的透光性、折光率都与自然牙接近，外观逼真，美学性能非常好。

二、制作工艺及应用

（一）制作工艺

铸造陶瓷制作工艺流程如下：

包埋→铸造→结晶化热处理→着色与上釉

铸造陶瓷材料通过铸造的方法制作修复体。不同类型的铸造陶瓷修复体的工艺技术要求有所不同,但一般制作工艺均包括牙体预备、蜡型制作、铸造、结晶化处理、试戴、染色、上釉等步骤。下面着重介绍修复体制作工艺。

采用常规方法完成备牙、取模、制作代型及蜡型,蜡型必须有一定的厚度,所用蜡不得含有杂质或被污染。

1. 包埋　一般使用磷酸盐包埋料,采用无圈铸造法。如用铸圈时,应选用不易氧化、耐高温的铸圈。在真空状态下调拌包埋料后,包埋蜡型,常温下放置 1 小时后即可烘烤。

2. 铸造　将铸模放入烘烤炉中预干燥,在 100℃下加热 30 分钟,再在 30 分钟内升温至 500℃,最后到 800℃并保温 30 分钟,使蜡全部去净后即可开始铸造。选用铸圈铸造时,预干燥温度为 250℃,最后升温达到 950℃。铸造采用离心铸造法,把加热的铸模和瓷块放入铸造机内,在真空状态下加热到 1 380～1 460℃,完成铸造。此时陶瓷呈玻璃相,把铸件取出,用 25μm 氧化铝砂进行喷砂处理,修整形态。

3. 结晶化热处理　铸造玻璃陶瓷铸造后再次加热,使其在玻璃相中析出结晶相,称为结晶化处理。铸造陶瓷材料结晶化热处理的目的是将经过熔融、铸造后的玻璃态材料转变为具有优于原始材料性能的玻璃陶瓷。

在进行结晶化处理时,起始温度为 750℃,保持 15 小时,使材料能有效成核。然后,将结晶炉温度每分钟升高 50℃,直到 870℃并保持 1 小时,即完成结晶化处理。

不同种类的铸造陶瓷的铸造温度及结晶化温度不一样,工艺上也有差别,如 IPS Empress 铸瓷的铸造温度为 1 075℃(染色烤瓷锭)或 1 180℃(堆瓷烤瓷锭),需经氧化铝棒压铸。IPS Empress 铸瓷含成核剂,在压铸和焙烧后,即可完成结晶化。

4. 着色与上釉　因结晶化处理后的铸造陶瓷修复体的颜色比天然牙白,在临床试戴后需经着色和上釉焙烧处理。

(二) 应用

铸造陶瓷由于没有金属内冠,色泽及透明度和天然牙接近,耐磨性能和牙釉质相近,其边缘适应性较好,而且基本上解决了早期存在的质脆易折问题,应用前景广泛,多用于制作前牙全瓷冠和嵌体。但铸造陶瓷的整体性能有待进一步提高,并且临床价格较高,目前还不能完全代替金属烤瓷修复。

第五节　切削成型全瓷材料

切削成型全瓷材料是指利用 CAD/CAM 技术,通过机械切削工艺制作修复体的全瓷材料。其分为可切削长石基陶瓷、二硅酸锂基切削陶瓷、玻璃渗透切削陶瓷和烧结切削陶瓷。

一、可切削长石基陶瓷

可切削长石基陶瓷是以长石为增强晶相的烤瓷，其物理性能及力学性能与牙釉质相近，强度与韧性较差。细小的晶粒使得这种全瓷材料具有良好的切削性能和抛光性能。这种瓷切削后可直接上饰面瓷，不需要进一步烧结。

二、二硅酸锂基切削陶瓷

二硅酸锂基切削陶瓷是在其压铸瓷的基础上发展起来的。切削前的瓷块是用压铸方法制作，以微米尺度的二硅酸锂晶粒为增强相的玻璃陶瓷。切削成型后对修复体进行包埋，然后进行热处理。最终的力学性能较相应的铸瓷略差。

三、玻璃渗透切削陶瓷

玻璃渗透切削陶瓷组成上与粉浆堆涂玻璃渗透陶瓷相似，不同的是临床上用于切削加工的瓷块是将原料粉末通过热等静压方法压制成的具有微小孔隙的坯块，并进行预烧结。瓷坯块强度较低，易于切削加工。切削加工后在表面涂覆镧系玻璃粉，加热至高温进行玻璃渗透，最终形成玻璃渗透陶瓷。它的致密度高于粉浆堆涂玻璃渗透陶瓷，所以力学性能也较优。

根据晶体粉末的种类，可分为尖晶石基玻璃渗透切削陶瓷、氧化铝基玻璃渗透切削陶瓷和氧化锆基玻璃渗透切削陶瓷。

1. 尖晶石基玻璃渗透切削陶瓷　切削的坯块由尖晶石粉末压制而成，并经过预烧结。切削成型后进行玻璃渗透，修复体半透明性较大，接近牙本质。其适用于前牙牙冠修复。

2. 氧化铝基玻璃渗透切削陶瓷　切削的瓷块由氧化铝粉末压制而成，并经过预烧结，切削成型后进行玻璃渗透。氧化铝基玻璃渗透切削陶瓷可用于制作前牙冠和后牙冠、前牙三单位桥。

3. 氧化锆基玻璃渗透切削陶瓷　切削的坯块由氧化铝基玻璃渗透陶瓷粉末中加入33%氧化铈稳定的四方相氧化锆粉末压制而成，并经过预烧结。玻璃渗透的弯曲强度是玻璃渗透全瓷中强度最高的，但半透明性较差，多用于后牙修复。

四、烧结切削陶瓷

（一）氧化钇稳定的氧化锆

氧化钇稳定的氧化锆的主要成分是氧化锆，含量达94%，氧化钇含量为5%，还有微量的氧化铝。将这些粉末压制成坯块，然后进行预烧结，预烧结的温度低于氧化锆常规烧结温度，这种结构使得瓷坯块容易进行切削加工。切削成型后进行进一步致密化烧结，烧结后成为致密的氧化锆四方晶相结构，晶粒直径只有大约0.55μm，基本没有玻璃相。最后在表面涂布饰面瓷并进行烧结，完成修复体的制作。因烧结过程中伴有 20%～25%的体积收缩，所以切削时需要对修复体进行尺寸放大，用来补偿烧结过程中的体积收缩。

氧化钇稳定的氧化锆具有非常高的强度和良好的韧性，具有一定的弹性形变能力，可以适当缓冲应力。烧结后的氧化锆瓷以多晶结构为主，玻璃相很少，减少了与唾液反应产生的应力腐蚀，长期稳定性好。但由于氧化锆晶体的折射率较高，可见光透过率较低，外观呈白垩色，因此只适用于做单个基底冠、多单位桥的基底、嵌体桥、前牙粘接桥、种植体基台等。为了改善氧化锆瓷的美观性，可对氧化锆在致密烧结前进行着色，着色方法有两种：一是用着色液进行外着色；二是将着色剂加入氧化锆粉中进行内着色。

氧化锆瓷基底致密化后不可打磨，因为打磨时的外力可能过早诱发相变。氧化锆瓷的基底与饰面瓷的结合相对较差，因此在使用过程中容易崩瓷。

（二）氧化铝烧结切削陶瓷

先将颗粒直径为 2～4μm 的纯氧化铝粉末制备成坯块，然后进行较低温度的预烧结。切削成型后再进行高温致密化烧结，烧结后成为致密的氧化铝陶瓷，最后在其表面上饰瓷并进行烧结，完成修复体制作。在其烧结过程中，同样伴有约 20% 的体积收缩，所以切削时也需要对修复体进行尺寸的放大。

氧化铝烧结切削陶瓷多用于前牙单冠或多单位桥的基底冠。

第六节 陶　瓷　牙

成品陶瓷牙是由工厂利用陶瓷材料生产的各种规格型号和色号的成品牙冠，主要用于牙列缺损、牙列缺失的修复。

一、种类及性能

（一）种类

成品陶瓷牙主要由石英和长石组成，因在基料中加入的成分不同而分为体瓷料及釉瓷料。成品瓷牙的种类：①按数目分为全口牙、部分牙和个别牙；②按固位形式分为有孔瓷牙、无孔瓷牙、固位钉瓷牙；③按加工形式分为双层瓷牙和多层瓷牙；④按色泽又分为各种色型；⑤按𬌗面形态分为解剖式、半解剖式和无尖瓷牙。成品陶瓷前牙及牙面按唇面形态又可分为尖圆型、椭圆型及方圆型。

（二）性能

成品陶瓷牙与树脂牙相比，具有色泽好、硬度高及耐磨损等优点。成品陶瓷牙的优点和缺点如下：

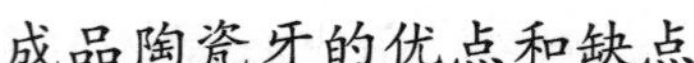
成品陶瓷牙的优点和缺点

成品陶瓷牙优点	成品陶瓷牙缺点
1. 色泽好，颜色与天然牙相近，且稳定 2. 硬度、强度高，耐磨损 3. 化学性能稳定，在口腔内耐老化 4. 生物安全性好	1. 硬度高，不易抛光，且容易造成对𬌗天然牙的磨耗 2. 与临床应用的甲基丙烯酸树脂基托结合差，需要借助固位钉和固位孔来固位 3. 因为与树脂基托材料的线胀系数差异较大，在温度变化时容易在结合界面产生应力，产生裂纹，易造成瓷牙脱落

二、制造工艺及临床应用

（一）制造工艺

陶瓷制品制造工艺均需经过配料、成型和烧结三个阶段。

按规定比例将各成分混合，借赋形剂使干燥状态的混合料能赋形，并具有一定的机械强度，以便于模塑、成型。

成品陶瓷牙的烧结过程分为四个阶段，即氧化、收缩、烧成和变形阶段。①在 600℃以前是氧化阶段，此阶段主要是将赋形剂和脱模用的油脂充分氧化除去，避免瓷坯产生气泡；②600～825℃为收缩阶段，此阶段瓷料颗粒逐渐熔化，颗粒相互熔接，消除瓷坯中存在的空隙，逐渐成为致密玻璃体，因此这一阶段会出现明显收缩；③825～925℃为烧成阶段，此时收缩已完全稳定；④超过 925℃则开始变形，因此实际上不能超过 925℃。

（二）应用

成品陶瓷牙主要用于牙列缺损、牙列缺失的修复。它具有质硬耐磨、色泽好的优点，但也存在质脆易折的缺点，同时，在临床应用时调磨困难，和树脂基托结合困难。在使用时，如𬌗关系及颌位处理不当，易引起组织损伤，加速牙槽嵴吸收。

小结

口腔陶瓷材料按用途和制作工艺可分为烧结全瓷材料、金属烤瓷材料、铸造陶瓷材料、切削成型全瓷材料及成品陶瓷牙。口腔陶瓷材料的特点是硬度高、耐磨性好、化学性能稳定、生物学性能及着色性能好，但陶瓷材料脆性大、强度不足。随着新技术、新工艺的发展，这一性能缺点已经明显改善。本章通过常用陶瓷材料种类、结构特点、性能及应用的学习，为临床选择和应用陶瓷材料奠定基础。

选择题

1. 陶瓷材料显微结构的组成是
   A. 晶相、玻璃相、气相 B. 晶相、玻璃相、液相
   C. 玻璃相、气相、液相 D. 晶相、气相、液相
   E. 气相、液相、固相
2. 口腔陶瓷材料的机械性能特点是
   A. 拉伸强度、弯曲强度、冲击强度高 B. 压缩强度、硬度、耐磨度高
   C. 拉伸强度、硬度、耐磨度高 D. 压缩强度、弯曲强度、冲击强度高
   E. 弯曲强度、硬度、耐磨度高
3. 中熔烧结全瓷材料的熔点范围是
   A. 1 000～1 250℃ B. 1 050～1 200℃ C. 1 050～1 250℃
   D. 1 000～1 200℃ E. 1 200～1 450℃
4. 烧结全瓷材料的烧结过程分为低熔、中熔、高熔烧结三个阶段，出现明显体积收缩的阶段是
   A. 低温烧结 B. 中温烧结 C. 高温烧结
   D. 冷却 E. 中温烧结和高温烧结
5. 金属烤瓷修复体烤瓷材料的热膨胀系数应该比烤瓷合金的热膨胀系数
   A. 略小 B. 略大 C. 一样
   D. 大小都可以 E. 一样或略大
6. 下列关于铸造陶瓷制作工艺流程的步骤，正确的是
   A. 包埋 B. 铸造 C. 结晶化热处理
   D. 着色与上釉 E. 以上都是
7. 以下不是切削成型全瓷材料的是
   A. 可切削长石基陶瓷 B. 铸造陶瓷 C. 烧结切削陶瓷
   D. 二硅酸锂基切削陶瓷 E. 玻璃渗透切削陶瓷
8. 氧化铝烧结切削陶瓷在烧结过程中，通常会伴有的体积收缩是
   A. 20% B. 30% C. 35%
   D. 10% E. 40%

（陆　睿）

第八章　口腔辅助材料

学习目标

1. 掌握：切削、研磨的定义；切削、研磨抛光材料的种类及应用；几种常用分离剂的临床应用。
2. 熟悉：清洁剂的种类及临床应用。
3. 了解：常用的几种焊媒。

修复体制作过程中，经常使用的辅助材料包括切削、研磨抛光材料、分离剂、清洁剂和焊媒等。

第一节　切削、研磨抛光材料

在口腔修复工艺中，切削和研磨抛光是必不可少的加工手段。在临床使用前，对修复体进行适当的切削和研磨抛光可以使其表面平整光滑，减少口腔异物感，防止食物在修复体上沉积，并防止材料变质。

切削是指用各种形态的磨具修整物体表面和外形，以减小物体体积或改变其外形的加工过程。研磨是指用各种磨具对物体表面进行平整，以减少物体表面粗糙度的加工过程，其实质是一种微量切削过程。抛光是在研磨的基础上改善物体表面光洁度的方法。

切削、研磨抛光过程中使用的各种刃具、磨具、磨料等称为切削、研磨抛光材料。

一、切削材料

切削材料主要分为两大类，一类是切削牙体组织的各类钻针；另一类是切削修复体的各类钻针、磨头、磨轮和磨片（见文末彩图 22，文末彩图 23）。这两类材料加工成的磨具形态不同，但材料的组成相似。

（一）普通钢钻针

制作材料为碳素工具钢。一般可加工成裂钻、球钻、倒锥钻等。切削段的切刃按一定方向排列，既可提高切削效率，又有利于碎屑排出，避免刃部淤塞。这类车针耐磨性差、寿

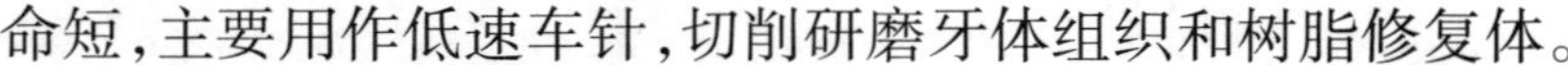

命短，主要用作低速车针，切削研磨牙体组织和树脂修复体。

（二）金刚砂钻针及磨头

金刚砂的成分为碳化硅（SiC），又称为人造金刚石，硬度仅次于天然金刚石，可用粘接剂制成不同粒度和不同形状的钻针、磨轮、磨片，或粘接做成砂布、砂纸，有时和刚玉一起制成磨具使用。粘接质量直接影响其质量和使用寿命，切削时发热过高或用力过大易折裂。也可用电镀法将表面活化处理后的金刚砂颗粒沉积在不锈钢车针、磨片、磨轮上，这种方法制成的钻针和磨头质量较好，易于使用，但价格相对稍高。可以用于切削牙体组织、金属及树脂修复体。

（三）金刚石钻针及磨头

金刚石为碳的结晶体，具有极高的硬度和良好的热稳定性，是最硬的口腔用材料。一般采用电镀的方法，把金刚石粉末颗粒固定在各种形态的金属切削端表面，制成车针、磨片和磨头。金刚石制品切削效果非常好，适于切削牙体硬组织、陶瓷等硬而脆的材料，但切削金属和树脂等韧性、塑性较大的材料时易引起表面淤塞。价格也偏高。

（四）碳化钨钻针及磨头

碳化钨钻针及磨头的工作端是用碳化钨（WC）硬质合金制作的，其尖锐的切刃有明确的排列方向，排屑槽可使碎屑顺利排出，避免刃部淤塞。碳化钨硬质合金是用粉末冶金法高温烧结而成的，具有硬而脆的特性。钨钢钻针有低速和高速用的裂钻、球钻和倒锥钻等，也有各种低速用的磨头，主要用来切削牙体组织及金属制品。

二、研磨抛光材料

（一）研磨材料

1. 碳化硅　又称金刚砂，是最早人工合成的研磨材料。其质硬而脆，形成的颗粒很锐利，非常适合切割如金属、瓷、树脂等多种材料。

2. 碳化硼　为有光泽的黑色晶体，硬度接近金刚石，可制成各种切削研磨工具。

3. 金刚石　为碳的结晶体，在已知的物质中，硬度最大，可制成各种磨削工具，是切削牙釉质的最佳切削材料。

4. 石榴石　为成分复杂的硅酸盐矿石，其质坚硬，可制成砂纸、磨具等，常用于研磨合金和树脂材料。

5. 刚玉　主要成分为 Al_2O_3 和 Fe_2O_3，硬度高，分不同大小的颗粒，用粘接的方法制成砂纸或磨头，主要用于打磨树脂类修复体，还可用于喷砂。

6. 石英砂　主要成分为 SiO_2，可用于制作砂纸以及用于喷砂打磨。

7. 氧化铝　人工合成的氧化铝是一种白色粉末，硬度高，可用于喷砂打磨。

（二）抛光材料

抛光是指对物体表面进行光亮处理的过程。临床常用的抛光材料主要有以下几种：

1. 氧化铬　氧化铬（Cr_2O_3）与脂类混合固化成抛光膏，呈绿色，俗称绿膏，适用于各种金属材料的抛光。

2. 氧化铁　主要成分为 Fe_2O_3，俗称红铁粉，一般是将红色的 Fe_2O_3 粉末与硬脂酸混合形成抛光膏，俗称红膏，用于贵金属抛光。

3. 氧化锡　氧化锡（SnO_2）与水、甘油混合成糊状，用于在口腔内抛光牙体组织或修复体。

4. 碳酸钙　碳酸钙（$CaCO_3$）与水、甘油混合形成抛光膏，用于抛光牙体组织和修复体，也可用作牙膏中的摩擦剂。牙膏也是一种抛光材料。

5. 浮石粉　主要成分为 SiO_2，另外含有 Al_2O_3、Fe_2O_3、Na_2O、K_2O 等成分，常与水、甘油制成糊剂，用于抛光牙体组织、树脂和金属。

6. 石英砂　用特别细的石英砂（过 200 目）和水或甘油混合成糊状，用于抛光树脂。还可以采用不同粒度的石英砂对铸造修复体表面进行喷砂处理，去除铸件表面的包埋材料。

小知识

抛光工具

抛光材料通常需要以一些工具为载体才能发挥作用。常用的抛光工具有：

1. 抛光布轮　常采用白布制成直径约 10cm 的圆盘（见文末彩图 24），其在旋转状态下，配合石英砂抛光树脂，也可用于金属的粗抛光。如果抛光材料的颗粒较粗时，有一定的切削效应，在锤造金属冠抛光时应注意。

2. 毡轮　又称为绒毛轮，有轮状和锥状及不同规格制品，可以抛光义齿各个部位，一般配合各类抛光膏使用。

3. 毛刷轮　为猪鬃或马鬃制成，有各种规格，一般配合浮石、石英砂等材料抛光金属或树脂，也可以采用专用小毛刷配合抛光材料抛光牙面。

4. 橡皮轮　是把原料混合在模具内，加压而成（见文末彩图 25），有两种类型：

（1）粗磨橡皮轮：含有碳化硅等研磨材料，用于金属的研磨抛光，使用时易产热，用于抛光金属修复体、烤瓷牙和复合树脂等。

（2）细磨橡皮轮：含有碳化硅和氧化锌等研磨材料，配合抛光膏或糊剂用于抛光金属、烤瓷、复合树脂及牙体组织等。

三、影响机械切削、研磨的因素

（一）磨具的质量

在切削、研磨过程中，磨具直接与切削研磨对象接触，其质量直接关系到切削、研磨效果。磨具的质量包括以下几个方面：

1. 磨具（料）的硬度　磨具（料）的硬度应大于被磨物的硬度，以减少磨具自身损耗，提高切削、研磨效率。

2. 磨具的形状　磨具的形状对切削、研磨效率有很大影响,应根据不同的部位和用途选用不同形状的磨具。如果选择不当,可能会磨到不该磨的部位,使被磨物体的外形受到破坏,或者使切削、研磨的效率过低。

3. 磨具(料)的粒度　磨具工作刃口宽而深,或者是磨料颗粒大则磨平的速度快,但磨痕深;反之磨料粒度细,磨平速度慢,磨痕也浅。一般应从粒度粗的磨具开始,逐渐更换粒度较细的磨具。

4. 其他因素　用磨料制作的磨具,许多是通过特殊粘接而成,耐温性、耐湿性、抗扭力和粘接机械强度要适应各种切削、研磨环境。

(二)磨具的工作转速

磨具的工作转速快,切削和研磨效率高,物体表面磨痕浅;磨具的工作转速慢,则效率低,物体表面磨痕深。磨具的工作转速和打磨机器的输出速度、扭力大小有关,磨具直径大小也决定其表面线速度。

(三)工作压力

切削、研磨时压力通常应该小,便于控制磨具,减少对被磨物体的损坏,同时也可以保护磨具和打磨机器,延长使用寿命。工作压力大,切削和研磨的阻力也大,机器的转速则降低。工作压力和效率并不一定呈正比,工作压力应控制在一定范围内。一般情况下,粗磨时的工作压力大于细磨,细磨时的工作压力大于抛光。

由于切削、研磨过程中摩擦力的作用,必然会使磨具和被磨物体产热而温度升高,为防止牙髓损伤和被磨物体因高温而变形,切削、研磨过程中需采取相应的降温措施。

在切削、研磨时应注意,根据被磨物体的性质、磨料的物理特性、粘接剂的粘接强度等,采取适当的研磨速度和压力进行研磨。

在操作过程中,要注意按照由粗磨逐渐到细磨的原则,磨具(料)的粒度间隔不宜相差过大。细磨时要改变方向,使前后磨痕交叉成直角,从而达到研磨均匀的目的。选择糊状磨料时,应将磨料涂在被磨修复体上;而选择油脂磨光剂时,应将磨光剂预先涂在抛光轮上。

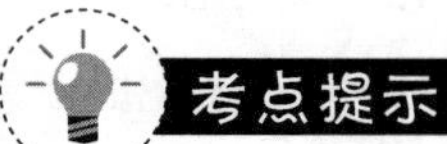

影响机械切削、研磨的因素

为达到理想的抛光效果,在抛光前应将修复体表面充分磨平。

四、各种修复体的常用切削和研磨抛光方法

不同材料制作的修复体,其切削和研磨抛光方法不同。同一种修复体的切削和研磨抛光方式也可能由于具体条件的不同而有差异。

1. 高熔合金　主要是钴铬合金和镍铬合金。先用金刚砂片或普通砂片切割铸道,表面进行喷砂处理;然后用金刚砂磨头进行粗打磨,修整出形状,去除多余部分,表面尽量平

整,厚薄适中,调整好咬合及邻接关系;再用粒度较细的金刚砂或碳化钨磨头进一步平整,特别是精细部位的修整,还可以用粒度较细的砂布把表面研磨平滑;用橡皮轮抛光后用布轮或毛刷加抛光膏最后抛光,有时也可以先用粒度较细的石英砂等进行粗抛光。对于某些复杂的支架可先进行常规抛光,然后再电解抛光处理。

2. 中熔合金　中熔合金的硬度相对较低,可以选用碳钢磨头或砂石磨头进行切削、研磨,抛光膏为氧化铁。切削和研磨抛光的步骤和要求基本与高熔合金相同。

3. 树脂　树脂硬度较低,可用砂石、砂轮或碳钢磨头打磨,也可用金刚砂、碳化钨磨头打磨。操作中应修去多余部分,修整出外形,厚薄适中,表面尽量平整,调整好咬合及邻接关系。然后用各种粒度较细的磨具修整精细部分,进一步平整表面,再用砂布、砂纸研磨平滑。最后用布轮、毛刷加粒度较细的石英糊剂或氧化锌糊剂等进行抛光。

4. 陶瓷　陶瓷修复体表面的光泽是通过最后上釉得到的,因此,陶瓷的切削研磨目的是使其表面尽可能平整光滑,解剖形态清晰,调整好咬合及邻接关系。

先采用氧化铝等砂石磨头或金刚砂磨头进行粗打磨,铸造陶瓷还应先用细粒度的氧化铝喷砂处理。粗磨应使陶瓷修复体的外形合乎要求,调整好咬合及邻接关系,使解剖形态准确清晰。细磨应选用粒度较细的金刚砂磨头、钻针或砂石磨头平整表面,进一步修整好解剖标志。然后采用碳化硅橡皮轮进行抛光,使其表面初具光泽。超声清洗后上釉。陶瓷材料质脆易折,切削研磨时用力要轻,打磨机质量要好,以减少振动。

小知识

你了解喷砂研磨吗?

除机械研磨之外,在研磨工艺中,还有喷砂研磨。喷砂研磨是利用压缩空气的压力,驱动砂状磨料直接冲击修复体,从而达到清洁、粗糙或抛光等不同研磨效果。

五、电解研磨

(一)概念

电解研磨又称电解抛光或电化学抛光,是指利用电解化学的腐蚀作用,溶解金属表面的凸起粗糙部分,使其平滑,提高光洁度。电解研磨仅用于金属铸件的抛光。

电解研磨的原理是将金属铸件与电解槽的正极相连,并置于电解液中,通电后电解。被溶解的金属在铸件表面形成一层黏性薄膜,凸起部分覆盖较薄,电阻小,电流密度大,铸件表面溶解速度快;而凹陷部分覆盖的薄膜较厚,电阻大,电流密度小,铸件表面溶解较慢。这样使铸件凹凸不平的表面逐渐变光滑平整。

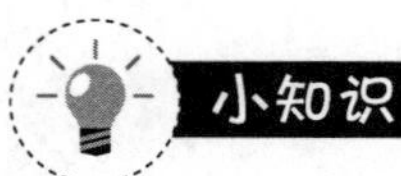

你了解不同电解液的组成及使用要求吗?

不同种类的金属铸件的电解液配方不同,使用要求也不相同。临床常用的电解液有以下几类:

1. 钴铬合金电解液

配方:正磷酸200mL,硫酸200mL,无水铬酸5g。

使用要求:电解温度40~50℃,电流密度100~250A/dm²,电解时间数分钟。

2. 镍铬合金电解液

配方:正磷酸200mL,琼脂10g,苛性钠5g。

使用要求:电解温度100℃,电流密度250A/dm²,电解时间2~10分钟。

3. 不锈钢电解液

配方:硫酸200mL,水150mL,甘油200mL。

使用要求:电解温度40~50℃,电流密度50A/dm²,电解时间2~10分钟。

4. 金及金合金电解液

配方:硫酸50mL,酒石酸0.5g。

使用要求:电解温度82℃,电流密度1.8~9.5A/dm²,电解时间数分钟。

(二)操作方法

1. 将研磨过的铸件用肥皂液或乙醇彻底清洗干净,再用清水洗净。

2. 将电解液加温,倒入电解槽内,或用设备自身加热,将铸件放在电解槽正极,使抛光面对向负极,并完全浸泡在电解液中。

3. 接通电源,根据铸件体积大小调整电流强度,控制电解时间。

4. 关闭电源,取出铸件用水清洗干净。

(三)注意事项

电解研磨技术并不复杂,但在使用中应注意以下问题:

1. 铸件和电解液应匹配,不能混用,也不能将不同的电解液混合。

2. 铸件在电解抛光前应充分磨平。

3. 注意电解时间和电解方法,以防过度电解造成铸件变薄、固位不良,甚至出现孔洞。

4. 有的铸件易形成电解死角,表面钝化,应改用移动式电解仪。

5. 铸件在电解槽中不能碰到负极,以防短路。

6. 电解液应定时补充或更换,长时间不用时应把电解液倒出,另外保存。

7. 使用电解研磨时,应注意个人防护,电解液不能乱倒,以防污染环境,或造成意外伤害。

第二节 分 离 剂

分离剂是指能防止两种相互接触的物体发生粘连，并使它们易于被分开的物质。在口腔修复工艺中，分离剂是一种经常使用的辅助材料，如石膏与石膏之间、石膏与树脂之间、石膏与蜡之间等必须使用分离剂。常用的分离剂有藻酸盐分离剂、肥皂水、液状石蜡或甘油。

一、藻酸盐分离剂

藻酸盐分离剂是含有2%～5%藻酸钠的水溶液。

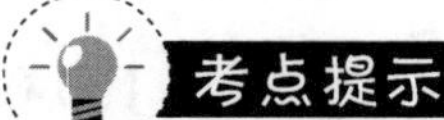

藻酸盐分离剂涂布时的注意事项

藻酸盐分离剂常用于石膏与树脂的分离，其原理是藻酸钠可与石膏中的钙离子反应，生成不溶于水和树脂单体的藻酸钙薄膜，从而起到分离石膏和树脂的作用。

临床使用的藻酸盐分离剂有成品的，也可以自行配制。通常用毛笔蘸适量分离剂均匀涂布于石膏表面，即可在石膏表面形成一层藻酸钙薄膜。如果石膏模型较热，该薄膜的形成速度会加快。在使用时应注意：①按顺序在石膏表面均匀涂布一层分离剂即可，不要反复来回涂擦，否则易将已形成的藻酸钙薄膜破坏；②涂布时应彻底，不能遗漏，以防石膏与树脂粘连；③分离剂不能涂布到钢丝、铸件及人工牙的盖嵴部；④石膏表面分离剂薄膜形成后才能进行下一步操作，操作过程中应注意保护该薄膜。

二、肥皂水

肥皂水是把肥皂溶于水中制成的15%左右的水溶液。肥皂主要为钾皂，其水溶液为负离子表面活性剂，可与石膏表面的钙离子反应，生成不溶性金属皂类物质。由于肥皂中的亲油性原子基团在其表面形成一层疏水的分子膜，从而起到分离亲水材料的作用。

肥皂水用于石膏与石膏的分离，但不能用于石膏与树脂的分离，因为分离膜溶于树脂单体。其操作方法与藻酸盐分离剂相似。

三、液状石蜡或甘油

液状石蜡或甘油用于蜡与石膏的分离。液状石蜡及甘油的分子中均含有亲水基团，涂布在石膏表面后，亲水基团排布在分离膜表面，对疏水的蜡起分离作用。

第三节 清 洁 剂

清洁剂又称清洗剂，是指通过化学作用清洁修复体表面的氧化物和污物的各种材料。临床使用的清洁剂包括义齿清洁剂和金属清洁剂两大类。

一、义齿清洁剂

义齿戴入后，长期受口腔内外因素的影响，表面会沉积一层污物、色素、烟茶渍甚至牙石等，并有异味，影响患者口腔卫生及美观，应及时清洁。常用的清洁剂包括机械清洁剂和化学清洁剂两大类。

1. 机械清洁剂　这一类清洁剂必须配合机械方法才起作用，常用的清洁剂有：

（1）牙膏、牙粉：含有不溶性碳酸钙，是一种摩擦剂，可配合牙刷或其他工具直接摩擦义齿，对去除黏附不很牢固的污物效果好，但对去除附着时间较长的色素、烟茶渍和牙石效果不理想。

（2）水剂类：如盐水、苏打水、肥皂水、醋和自来水等，将义齿浸泡后，用毛刷刷洗，对早期形成的污物、水溶性的菌斑及色素有效。如能配合超声波振荡效果更好，还可以清洁一些细微部分。

小知识

如何用超声波清洗仪清洁义齿?

超声波清洗仪是利用超声波在液体中传播时产生的振荡、辐射压及声流压，对物质分子进行冲击，从而达到清除义齿菌斑和污物的目的。同时超声波清洗还能促进清洗液与污物的化学反应，清洁毛刷难以达到的细小部位。应用时，选取适宜清洁液置入超声波清洗槽并将需清洗的义齿放入，打开电源开关即可。

2. 化学清洁剂　这一类清洁剂主要通过化学作用而达到清洁效果。常用的有以下几种：

（1）过氧化物清洁剂：一般制成片剂或粉剂，主要成分为氧化剂和碱性助剂。氧化剂有过氧化氢、过硼酸钠、过硫酸钾等，碱性助剂有磷酸钠、碳酸钠等，还加入少量的催化剂、酶制剂、表面活性剂和矫味剂等，配制成水溶液，浸泡义齿。

过氧化物清洁剂的作用原理是过氧化物在催化剂的作用下，加速产生氧，通过气泡的机械冲击作用以及多种化合物的化学作用，再加上酶制剂的生物作用，达到良好的清洁效果。由于清洁剂中不含氯离子，并有氧存在，可使金属表面形成氧化膜，还可用于金属和陶瓷修复体的清洁。

（2）次氯酸盐类清洁剂：主要有次氯酸钠、次氯酸钙等次氯酸盐，制成水溶液后生成次氯酸，有很强的氧化和漂白作用。使用时把义齿浸泡在溶液中4～5小时，然后用肥皂水冲洗干净，并用毛刷刷洗。对烟茶渍、牙石和其他污物清洁效果好，但氯离子对金属有腐蚀作用，并对基托有褪色影响，使用时应注意。

（3）稀盐酸型清洁剂：能溶解黏液及蛋白质，使牙石变松软，易被清洗干净。但盐酸对金属有腐蚀作用，使用时应注意浓度，以防腐蚀金属。

（4）酶型清洁剂：是一种较先进的化学清洁剂，其组成是在过氧化物清洁剂的基础上加入酶制剂而成。酶型清洁剂的清洁效率比过氧化物清洁剂型高 30% ～ 40%，其中酶制剂为淀粉酶、蛋白酶、脂肪酶、果酸酶等，来源于植物、动物或微生物。其中微生物来源的酶效果最显著，其作用原理是利用酶分解菌斑内的糖蛋白、黏蛋白和黏多糖，破坏菌斑和牙石的形成。酶制剂不宜长期贮存。

无论使用何种清洁剂，在浸泡义齿后都应充分洗净，避免残留的清洁剂对口腔黏膜产生刺激作用。

二、金属清洁剂

金属清洁剂又称清扫水，呈绿色，主要用于清除金属表面的氧化物，具有很强的腐蚀性。

1. 临床使用方法

（1）锤造修复体的清洁方法：先把修复体放在清扫水中，逐渐加热至沸点，即刻取出，用流动水冲洗干净。

（2）铸造修复体的清洁方法：先把修复体放在清扫水中，逐渐加热至沸点，维持数分钟，修复体表面发白后取出，用流动水冲洗干净。

2. 注意事项

（1）使用时应注意自身防护，防止清扫水蒸汽吸入呼吸道或溅到身上造成烧伤。

（2）煮沸时间切勿过久，防止锤造修复体因腐蚀过度而变薄、穿孔。使用时修复体不能放入过热的清扫水中，以防清扫水爆溅造成化学烧伤。

（3）把修复体放入容器时应动作轻巧，防止液体溅出或击坏容器。加热不能太快，防止液体受热不均匀而爆溅。

第四节 焊　媒

焊媒是用于保证焊接过程顺利进行的一类辅助材料，也称为焊药或钎剂。焊媒是焊接的媒介，能清除金属焊接面和焊料表面的氧化物，防止焊接时焊面金属氧化物形成，改善熔化的焊料对焊接面的润湿性。通常要求焊媒的熔点或作用温度低于焊接合金的熔点约 50℃，有良好的流动性，不腐蚀焊接合金，焊媒及其生成物在焊接后易于清除。

一、锡焊焊媒

锡焊焊接温度要求不高，焊媒为松香。在口腔修复中常用于焊接要求不高的焊接，如不锈钢丝间的焊接固定。

二、银焊焊媒

银焊又叫白合金焊，熔化温度为650～750℃，用硼砂作焊媒，用于中熔合金及固定桥等的焊接。但硼砂在焊接镍铬合金、钴铬合金和不锈钢时，易产生氧化铬，焊媒不能去除，宜改用氟化钾为主的高氟碱性焊媒。

三、金焊焊媒

金焊的熔点为750～870℃，用硼砂作焊媒，用于金合金的焊接。

小结

切削和研磨是口腔修复工艺中必不可少的加工手段，切削、研磨材料是指对口腔修复体进行切削、研磨过程中使用的各种刃具、磨具、磨料等。分离剂是指能防止两种相互接触的物体发生粘连，并使它们易于被分开的物质，在口腔修复工艺中，是一种经常使用的辅助材料。清洁剂是指通过化学作用清洁修复体表面氧化物和污物的各种材料。焊媒是用于保证焊接过程顺利进行的一类辅助材料。

练习题

选择题

1. 最硬的口腔用磨具是

A. 普通钢磨具　　B. 金刚石磨具　　C. 碳化钨磨具
D. 陶瓷砂石磨具　　E. 硅橡胶磨具

2. 下列材料可以作为树脂分离剂的是

A. 肥皂水　　B. 藻酸盐　　C. 硅酸钠
D. 甘油　　E. 液状石蜡

3. 通常要求焊媒的熔点或作用温度低于焊接合金的熔点约

A. 30℃　　B. 50℃　　C. 100℃
D. 150℃　　E. 200℃

4. 下列金属清洁剂的使用操作不正确的是

A. 使用时应注意自身防护
B. 使用时修复体不能放入过热的清扫水中
C. 把修复体放入容器时应动作轻巧
D. 加热不能太快，防止液体受热不均匀而爆溅
E. 煮沸时间越长，金属修复体清洁得越干净

5. 藻酸盐分离剂在使用过程中，不正确的操作是

A. 按顺序在石膏表面均匀涂布一层分离剂即可
B. 涂布时要反复来回涂擦,以防遗漏
C. 分离剂不能涂布到钢丝、铸件及人工牙的盖嵴部
D. 石膏表面分离剂薄膜形成后才能进行下一步操作
E. 涂布时要彻底,以防石膏与树脂粘连

(王天雪)

参 考 文 献

1. 杨家瑞.口腔修复材料学基础.北京:人民卫生出版社,2002
2. 赵信义.口腔材料学. 5 版.北京:人民卫生出版社,2012
3. 周学东.口腔医学史.北京:人民卫生出版社,2013
4. 王荃.口腔材料学. 3 版.北京:人民卫生出版社,2015
5. Richaid van Noort.口腔材料学.冯海兰,徐明明,译. 3 版.北京:人民军医出版社,2012
6. 农一浪.可摘局部义齿修复工艺技术.北京:高等教育出版社,2005
7. 孙皎.口腔生物材料学.北京:人民卫生出版社,2011
8. 胡敏.修复前外科与义齿和义颌修复.北京:科学出版社,2007
9. MALHOTRA N,MALA K.Light-curing considerations for resin-based composite materials:a review.Part Ⅰ. Compend Contin Educ Dent,2010,31(7):498-505
10. SCHNEIDER L F,CAVALCANTE L M,SILIKAS N.Shrinkage stresses generated during resin-composite applications:A Review.J Dent Biomech,2010,2010:131630
11. CRAMER N B,STANSBURY J W,BOWMAN C N.Recent advances and developments in composite dental restorative materials.J Dent Res,2011,90(4):402-416
12. VASUDEVA G.Monomer systems for dental composites and their future:a review.J Calif Dent Assoc,2009,37(6):389-398
13. Jorge Perdigão.New Developments in Dental Adhesion.Dent Clin N Am,2007,51(2):333-357

附录：实 训 指 导

实训一　藻酸盐印模材料的应用

【实训目的】

1. 熟悉利用藻酸盐印模材料制取印模的操作全过程。

2. 了解藻酸盐印模材料的正确调和比例和调拌方法；了解印模制取与模型灌注的关系。

3. 观察印模材料的整个凝固过程，加深对其性能的理解。

【实训内容】

1. 示教　采用藻酸钾印模材料制取某一学生的全口印模，演示托盘的选择、材料的调和、印模的制取方法。

2. 采用藻酸钾印模材料，同学相互制取印模。

3. 灌注石膏模型。

【实训学时】 2 学时。

【实训器材】

口腔检查器械、托盘、橡皮碗、石膏调刀、藻酸钾印模材料、技工钳、红蜡片等。

【实训方法与步骤】

1. 示教

（1）取模前的准备

1）托盘的选择：选择一副大小合适、有孔或卷边的平底托盘（成品托盘一般分为 1 ～ 4 号，1 号最大，4 号最小），托盘有孔或有倒凹，利于印模与托盘结合，可防止印模与托盘分离。托盘的大小、形状和深浅应尽量与牙弓协调，托盘应与牙弓内、外侧留有 3 ～ 4mm 的间隙，印模形成后，材料有均匀一致、适当的厚度，但托盘不能妨碍口腔组织的功能活动，在唇、颊、舌系带处应有相应的切迹，以避开唇、颊、舌系带。上颌托盘后缘应盖过上颌结节和腭颤动线，下颌托盘后缘应盖过磨牙后垫区。如成品托盘的某个部位与口腔情况不太适合，可以用技工钳调改，长度不够可用蜡或印模膏加长。如口腔情况特殊，还可用自凝树脂或印模膏等材料，另制作一副适合口腔情况的个别托盘。

2）调整体位：“患者”舒服地直坐在口腔科治疗椅上，操作者站立在口腔科治疗椅的右侧。取上颌印模时，头稍后仰，使上颌的𬌗平面与地面平行；取下颌印模时，头稍前倾，使下颌的𬌗平面与地面平行。

（2）取上颌印模：取适量的藻酸钾印模粉和水（粉水比例 2∶1）于橡皮碗内，30 ～ 45 秒调拌均匀后，置于上颌托盘内取模。操作者位于“患者”右后方，用示指或口镜将“患者”左侧口角拉开，托盘从左侧口角斜行旋转进入口腔,对正上颌牙列,轻轻施压就位,使托盘后部先就位,过多的材料从前部挤出。材料未凝固以前,在固定托盘的前提下,做肌功能修整,印模材料凝固后即可取出。

(3) 取下颌印模:调拌藻酸钾印模材料,置于下颌托盘内制取下颌印模。取下颌印模时,操作者位于"患者"右前方,用左手示指或口镜拉开右侧口角,托盘从右侧口角斜行旋转引入口腔,然后使托盘与下颌牙列对正,轻压使其就位。取下颌印模做肌功能修整时,应嘱"患者"向上卷舌并微伸舌尖向前上方、左右摆动,且勿过度抬高舌尖,以保证舌侧口底肌修整呈生理功能状态,印模边缘准确。

(4) 灌注石膏模型:教师演示由印模到石膏模型的制作过程。

2. 学生分组操作 同学 2 人一组,按示教制取印模的方法和步骤,用藻酸钾印模材料相互取模。将取好的印模放置到下课后,观察其失水变化情况。

【注意事项】

1. 藻酸盐印模材料的粉水比例应准确。

2. 材料调拌要快而均匀,调拌时间要适当。

3. 取模过程中应保持托盘稳定不动直至印模材料凝固,否则印模易变形。

4. 取模时,应避免气泡产生,以保证印模完整无缺。可在倒凹区、制备牙的窝洞、片切面区等的间隙处,先放少许印模材料,再将盛满材料的托盘放入。

5. 印模自口内取出时,一般先取后部,再沿前牙长轴方向取下印模。

6. 印模取出时,不得与托盘分离。

7. 取下印模后,应对照口腔情况进行检查,印模应完整、清晰,边缘伸展适度。

8. 立即灌注模型,以免印模失水变形。

(王天雪)

实训二　琼脂印模材料的应用

【实训目的】

1. 了解琼脂印模材料的熔化方法;了解琼脂印模材料复制模型的操作过程。

2. 观察琼脂印模材料的整个凝固过程,加深对其性能的理解。

【实训内容】

示教翻制琼脂印模,灌注复制模型。

【实训学时】 1 学时。

【实训器材】

电炉、琼脂复模型盒(或大煮牙盒)、振荡仪、浇铸口形搪瓷罐、温度计、琼脂、石膏模型、纱布等。

【实训方法与步骤】

安放复模型盒→隔水加热琼脂印模材料→取出主模→灌注复制模型

1. 将工作模型与琼脂复模型盒一起放在 30℃水中浸泡 10 分钟(避免工作模型吸取印模材料中的水分和琼脂印模材料发生粘连,同时又可增加模型的湿润性),用纱布吸去表面水分。

2. 把工作模型放入琼脂复模型盒的中间。

3. 将凝胶状琼脂印模材料切成小块放入搪瓷罐内,隔水加热,使其熔化,待其全部熔化均匀后,让其自行缓慢降温至 50～55℃接近胶凝时,注入复模型盒内形成印模。

4. 冷却　灌注 20 分钟后,将复模型盒置于水中冷却,水深约为型盒高度的 1/3,使琼脂印模材料自下而上逐渐冷却。20 分钟后再加水,使整个型盒浸泡于其中,直至琼脂完全达到凝胶状态后从水中取出。也可将复模型盒置于室温下自然冷却至完全凝胶化。

5. 将工作模型从琼脂印模中取出,检查印模有无裂隙、气泡等不足之处,立即采用硅酸乙酯或磷酸盐系包埋材料灌注复制模型,以减少凝胶脱水。如不符合要求,则需重新翻制琼脂印模。

【注意事项】

1. 把工作模型放入琼脂复模型盒的中间,其四周空隙尽量一致,确保琼脂印模材料厚度均匀,以免印模收缩不一而变形。

2. 熔化琼脂印模材料时,可加少量水,以补偿蒸发的水分。

3. 灌注模型时须防止气泡产生。

4. 胶体应在尽可能冷的情况下灌注,以防止印模从模型处开始收缩。

5. 当琼脂印模材料完全凝固后,尽快取出主模。

6. 复制模型时,应注意使印模表面无水,以确保复模表面光洁。

7. 琼脂印模材料反复使用一段时间后,材料可受污染或发生水解,其强度及弹性均逐渐下降,此时不宜再使用。

（王天雪）

实训三　普通石膏、人造石的应用

【实训目的】

1. 掌握普通石膏和人造石的临床应用及操作方法。

2. 观察普通石膏在固化过程中所发生的物理化学变化,如固化形态、固化时间和固化热等。

3. 观察不同调和比例对普通石膏凝固时间的影响。

4. 观察普通石膏与人造石凝固时间、流动性、抗压强度和硬度的区别。

【实训内容】

1. 普通石膏和人造石的调和及固化实验。

2. 不同调和比例对普通石膏凝固时间的影响。

3. 普通石膏和人造石性能比较。

【实训学时】2 学时。

【实训器材】

普通石膏、人造石、自来水、石膏调拌刀、橡皮碗、天平、量筒、计时器(秒表或时钟)、温度计、铝箔纸等。

【实训方法与步骤】

1. 普通石膏的调和及固化实验

(1) 普通石膏的调和:选择清洁的橡皮碗及石膏调拌刀、石膏粉及自来水备用。将适量的自来水(用量筒量取 45mL)倒入橡皮碗中,用温度计测量并记录水温,然后用天平称取 100g 石膏粉缓慢加入

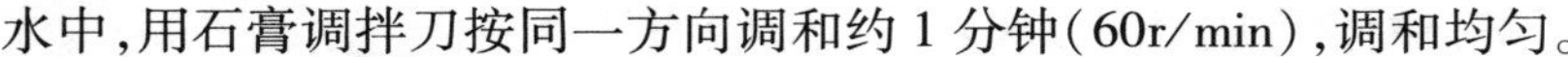

水中,用石膏调拌刀按同一方向调和约 1 分钟(60r/min),调和均匀。

(2) 观察普通石膏与水调和后的变化:材料调和完成后,将材料留置于橡皮碗内,观察其调和后的变化。

1) 固化形态的观测:①观察普通石膏与水调和后的流动性变化(流动性好→流动性变小→流动性消失);②观察凝固过程(流态→有压痕凝固态→无压痕凝固态)的变化。可用石膏调拌刀搅动流态的材料,触压材料表面。每隔 30 秒进行一次,并记录相关变化的时间。

2) 固化时间的测定:用时钟或秒表测定流动性消失、有压痕凝固态出现的时间(初凝时间),流动性消失、无压痕凝固态出现的时间(终凝时间),并记录测定结果。

3) 固化热的测定:材料调和前测量自来水的温度;材料调和完成后即刻用温度计测量材料的温度;材料初凝时用温度计(温度计头可包一层铝箔)插入材料的中央,每隔 1 分钟测量一次温度,温度明显上升时可 30 秒测量一次,同时用另一温度计测量石膏块表面的温度,记录所有测量结果。

2. 不同调和比例对普通石膏凝固时间的影响　根据实验要求,将普通熟石膏与水的调和比例按实训表 3-1 的要求分成三组进行比较实验。观察、测定、记录的方法同上述实验。每组重复操作三次,把三次实验的结果取算术平均值作为实验结果。

实训表 3-1　测定不同调和比例对普通石膏凝固时间的影响

组号	粉水调和比例	调和时间	调拌速度
1	100g : 35mL	60 秒	60 次/min
2	100g : 55mL	60 秒	60 次/min
3	100g : 65mL	60 秒	60 次/min

3. 人造石的调和　取 100g 人造石与 30mL 水调和,按上述测定普通石膏的方法测定凝固时间、固化热。

根据本次实验测定的结果,比较、分析不同调和比例对普通石膏凝固时间的影响,并对人造石和普通石膏的性能进行比较。

【注意事项】

1. 为保证实验结果的准确性,要求调拌工具清洁,确保三组实验自来水温度一致、石膏粉为同一批次材料。

2. 为了节约实验时间,可以将实验内容穿插在一起进行。

3. 要注意保护温度计,避免温度计与材料直接接触或折断。若条件许可,对固化放热的测定使用精确度适当的热电偶和 X-T 记录仪较好。

(任　旭)

实训四　义齿基托树脂的应用

【实训目的】

1. 掌握热凝树脂、自凝树脂的应用范围;掌握热凝树脂、自凝树脂的调和比例和方法;掌握临床热凝树脂充填型盒的最佳时期。

2. 了解热凝树脂成型的过程;了解自凝树脂成型的方法。

3. 观察义齿基托树脂调和后各期的变化情况。

4. 分析基托中产生气泡的原因。

【实训内容】

1. 辨认并调和热凝树脂及自凝树脂。

2. 观察树脂调和后各期的特点;选择临床热凝树脂充填型盒的最佳时期;选择临床自凝树脂糊塑成型的适宜时期。

3. 观察热凝树脂成型的过程;学生练习自凝树脂的成型方法。

4. 热凝树脂粉液比例与气泡的关系。

【实训学时】4 学时。

【实训器材】

1. 器械　调刀、调杯、计时器、模型修整机、橡皮碗、石膏调刀、型盒、毛笔、玻璃纸、压榨器、铝锅、电炉、已去蜡的型盒。

2. 材料　热凝牙托粉、热凝牙托水、自凝牙托粉、自凝牙托水、分离剂、熟石膏、石膏模型。

【实训方法与步骤】

热凝树脂成型操作流程:修整模型→装盒→去蜡→填胶→热处理→开盒。

1. 修整模型　将义齿范围以外的部分修去,并将模型底座磨平。

2. 选择型盒　根据蜡型大小和模型厚薄选择一个合适的型盒,要求牙齿面与顶盖之间及模型周缘与型盒之间应有 5～10mm 的距离。

3. 装盒　由教师边示教边讲解,学生了解即可。

4. 去蜡　由教师边示教边讲解,学生了解即可(为了节省时间,也可事先准备好三个已去蜡的型盒)。

5. 辨认热凝树脂　介绍热凝树脂是由粉剂和液剂调和后聚合形成,其颜色是根据牙龈和牙的颜色来选择的。

(1) 粉剂:热凝牙托粉,主要成分是甲基丙烯酸甲酯的均聚粉或共聚粉,为颗粒极细的粉末,分三种颜色,1 号色最浅,2 号色中等,3 号色最深。仿真血管型牙托粉中可以观察到细血管状的短纤维。以模拟牙龈的血管纹,提高义齿的美观性。

(2) 液剂:热凝牙托水,主要成分是甲基丙烯酸甲酯,又称单体。常温下是无色、透明、易挥发、易燃,具有特殊气味的液体,易溶于有机溶剂,微溶于水。

6. 调和材料　按牙托粉与牙托水体积比分别是 1∶1、3∶1和 5∶1分别取适量的牙托粉和牙托水,放入三个调杯内,然后用不锈钢调刀调和均匀,加盖,等待调和物变为面团状的可塑物。

7. 观察调和反应各期的变化　观察第二杯材料的反应变化并记录时间。

(1) 湿砂期:水少粉多,调和时阻力小,无黏性,触之有湿砂感。

(2) 稀糊期:水多粉少,外观似浆糊状,调和时无阻力。

(3) 黏丝期:有黏性,易于起丝,易黏器械,该期不宜再调拌,要密盖以防牙托水挥发,产生气泡。

(4) 面团期:材料无黏性,手感呈面团样,可随意塑成任何形状,该期为充填的最佳时期。分别观察到达面团期和面团期持续的大致时间。

(5) 橡胶期:调和物逐渐变硬,富有弹性,呈橡胶状,已不能任意塑形。

（6）坚硬期:牙托水进一步挥发,形成坚硬脆性体。

8. 填塞树脂　又称填胶,整个填胶操作应在面团期内完成。将三个调杯内的调和物分别捏塑均匀后,加压填入相同蜡型的三个部位的阴模腔内,使树脂充满整个阴模腔。在上下型盒之间放一浸湿的玻璃纸,合拢型盒并加盖,置于压榨器中均匀而缓慢地加压,直至上下层型盒密闭,并有多余树脂被挤出。然后分开型盒,除去玻璃纸,修去多余的树脂或补充不足之处。最后,合拢型盒,放入压榨器中压紧,或上紧型盒螺丝,放入水中,进行热处理(继续观察粉水比例为 3∶1的杯中剩余部分的调和物的进一步变化:橡胶期直至坚硬期)。

9. 热处理　将型盒置于温水中,1.5～2 小时缓慢匀速升温至沸点,维持 30～60 分钟,自然冷却,完成义齿基托的聚合。

10. 可以利用等待热处理的期间辨认调和自凝树脂并观察调和后的各期变化,练习自凝树脂的成型方法:石膏模型浸水→涂分离剂→调和自凝树脂→糊状末期塑形→常压下聚合。

11. 开盒　教师组织部分学生课后完成。

12. 观察结果　开盒后,观察三种不同调和比例树脂产生气泡的情况,并展开讨论以分析气泡产生的原因。

（1）粉水比例为 1∶1的树脂,体积收缩较大,各部位形成了不规则的大气泡。

（2）粉水比例为 3∶1的树脂,基本上无体积收缩,也无气泡产生。

（3）粉水比例为 5∶1的树脂,牙托粉溶胀不充分,可形成微小气泡,均匀分布于整个基托上,无体积收缩,但是树脂内布满了微小气泡。

【注意事项】

1. 调和反应变化是一连续的物理变化过程,以上六期只是为了便于掌握,人为划分,并无严格界限。各期的到达时间和持续时间,也会受调和比例、室温等因素的影响。面团期是充填型盒的最佳时期,因此,掌握面团期的变化特点十分重要。在室温 20℃左右,按常规调和比例,从调和开始一般 20 分钟左右就可到达面团期,整个面团期历时约 5 分钟,临床操作时必须掌握好这两个时间,以便能从容地完成充填型盒的操作。

2. 在制作基托的过程中,若违反操作规程,如水粉比例不当,调杯未加盖导致填塞前牙托水挥发,热处理升温过快、过高,充填时机过早或过迟,加压不足等情况,都可能导致基托中产生许多气孔,从而影响义齿基托的质量。

（陆　睿）

实训五　包埋材料的应用

【实训目的】

1. 掌握包埋材料的使用方法;掌握包埋材料使用过程中的注意事项。

2. 熟悉一次包埋和二次包埋的方法。

【实训内容】

示教中熔合金铸造包埋材料的使用方法。

【实训学时】1 学时。

【实训器材】

全冠蜡型、铸圈、底座、橡皮碗、调刀、软毛笔、肥皂水、中熔合金铸造包埋材料。

【实训方法与步骤】

1. 包埋前的准备

(1) 用毛笔蘸肥皂水,将全冠蜡型表面的油脂洗掉,然后将肥皂沫用水洗干净,最后将熔模表面的水分吹干。

(2) 根据蜡型大小选择合适铸圈。蜡型应位于铸圈的中、上 1/3 交界处,底座位于下 1/3,蜡型距铸圈壁应有 6～7mm 的空间。

2. 包埋方法

(1) 一次包埋法:取适量的包埋材料调拌好,然后直接注入固定好蜡型的铸圈内,边注入边振动以排出气泡,直至包埋材料与铸圈上缘平齐。

(2) 二次包埋法:分内包埋和外包埋两步。内包埋时一般采用粒度较小的包埋材料,调和好后用软毛笔涂布,或直接滴注到蜡型的表面,再撒干包埋粉以吸收水分,加速凝固并增加强度。如此反复数次,使之达到 3mm 厚度。待其凝固后再取粒度较大的石英粉包埋材料调拌,灌注到已完成内包埋的蜡型与铸圈之间,加满后即完成整个包埋。

【注意事项】

1. 调拌包埋材料时要注意水粉比例。严格按照使用说明调和,不能随意用改变水粉比例的方法来改变凝固时间,否则会影响材料的膨胀率。

2. 通过包埋前、包埋过程中及包埋后的相应措施来调控吸水性膨胀。

3. 调拌工具应清洁干净,搅拌要均匀。

4. 包埋过程中要注意排出气泡,材料要沿调拌刀从铸圈内壁流入,可手工振动或振荡仪振动排出气泡。

5. 包埋材料要密闭贮存,注意防潮。

(张　晶)

教学大纲

一、课程任务

口腔工艺材料应用是介绍口腔工艺常用材料的种类、性能、用途及使用方法的一门课程，是中等职业学校口腔修复工艺专业的专业基础课。其主要内容包括印模材料、模型材料、聚合物、口腔金属材料、铸造包埋材料、口腔陶瓷材料、研磨材料及其他材料等。其任务是通过本门课程的学习，使学生掌握口腔修复工艺常用材料的种类、性能、用途和用法，能合理选择并正确使用各种修复材料进行口腔修复体和矫治器的制作。

二、课程目标

本课程的教学目标是使学生掌握口腔工艺材料的基本知识和使用方法，能够正确选用工艺材料进行修复体和矫治器的制作。

（一）知识目标

1. 了解口腔工艺材料的定义、类型及其与口腔修复学的关系。
2. 掌握各类工艺技术材料的性能、特点。
3. 掌握各类工艺技术材料的应用范围与使用方法。

（二）能力目标

1. 学会口腔工艺技术常用材料的选择技能。
2. 掌握常用口腔工艺技术材料的使用技能。

（三）态度目标

1. 培养勤奋的学习态度。
2. 培养实事求是、尊重科学和爱岗敬业的工作作风。
3. 树立终身学习、积极向上的进取精神。

三、教学时间与分配表

教学内容	学时		
	理论	实践	合计
一、绪论	1	—	1
二、印模材料	2	3	5
三、模型材料	4	2	6
四、聚合物	6	4	10

续表

教学内容	学时		
	理论	实践	合计
五、口腔金属材料	4	—	4
六、铸造包埋材料	3	1	4
七、口腔陶瓷材料	4	—	4
八、口腔辅助材料	2	—	2
合计	26	10	36

四、教学内容及要求

单元	教学内容	教学要求	参考学时	
			理论	实训
一、绪论	（一）概述		1	—
	1. 口腔工艺材料应用的内容及发展简史	了解		
	2. 口腔工艺材料的分类	掌握		
	（二）口腔工艺材料的性能	熟悉		
	1. 物理性能			
	2. 机械性能			
	3. 化学性能			
	4. 生物性能			
二、印模材料	（一）概述	熟悉	2	3
	1. 印模材料的性能要求			
	2. 印模材料的分类			
	3. 水胶体印模材料的特点			
	（二）常用的印模材料	掌握		
	1. 藻酸盐类印模材料			
	2. 琼脂印模材料			
	3. 硅橡胶印模材料			
	4. 印模膏			
	实训一　藻酸盐印模材料的应用	掌握		
	实训二　琼脂印模材料的应用	掌握		
三、模型材料	（一）概述	掌握	4	2
	（二）石膏类模型材料	掌握		

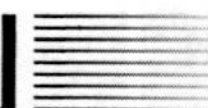

续表

单元	教学内容	教学要求	参考学时	
			理论	实训
三、模型材料	1. 普通石膏 2. 人造石 3. 超硬石膏 （三）耐高温模型材料 1. 性能 2. 使用方法 （四）蜡型材料 1. 性能 2. 分类 3. 口腔修复常用蜡	 熟悉 掌握		
	实训三　普通石膏、人造石的应用	掌握		
四、聚合物	（一）义齿基托树脂 1. 热凝义齿基托树脂 2. 自凝义齿基托树脂 3. 光固化型义齿基托树脂 4. 热塑注射型义齿基托树脂	掌握	6	4
	实训四　义齿基托树脂的应用	掌握		
	（二）造牙树脂及树脂牙 1. 造牙树脂 2. 树脂牙 （三）义齿软衬材料 1. 丙烯酸酯类义齿软衬材料 2. 硅橡胶类义齿软衬材料	熟悉 了解		
五、口腔金属材料	（一）概述 1. 金属的结构与性能 2. 金属成型的方法 3. 金属的熔融与凝固 4. 金属的冷加工与热处理 5. 金属的腐蚀与防腐蚀 6. 合金的概念和性能 （二）锻制合金	熟悉 熟悉	4	—

续表

单元	教学内容	教学要求	参考学时	
			理论	实训
五、口腔金属材料	1. 锻制合金丝			
	2. 锻制合金片			
	(三) 铸造合金	掌握		
	1. 贵金属铸造合金			
	2. 非贵金属铸造合金			
	3. 金属烤瓷合金			
	(四) 焊接合金与其他合金	了解		
	1. 焊接合金			
	2. 其他合金			
六、铸造包埋材料	(一) 概述	掌握	3	1
	1. 分类			
	2. 性能要求			
	(二) 中低熔合金铸造包埋材料	熟悉		
	1. 性能			
	2. 应用			
	(三) 高熔合金铸造包埋材料	熟悉		
	1. 磷酸盐包埋材料			
	2. 硅胶包埋材料			
	(四) 钛合金铸造包埋材料	熟悉		
	1. 性能要求			
	2. 分类			
	3. 应用			
	(五) 铸造陶瓷包埋材料	了解		
	实训五　包埋材料的应用	熟悉		
七、口腔陶瓷材料	(一) 概述	了解	4	—
	1. 口腔陶瓷材料的分类、结构和性能			
	2. 常用的陶瓷材料			
	(二) 烧结全瓷材料	熟悉		
	1. 分类和性能			
	2. 制作工艺和临床应用			
	(三) 金属烤瓷材料	掌握		

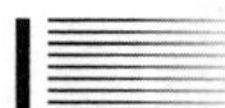

续表

单元	教学内容	教学要求	参考学时	
			理论	实训
七、口腔陶瓷材料	1. 分类和性能			
	2. 金属烤瓷材料与金属的结合			
	3. 制作工艺和应用			
	（四）铸造陶瓷材料	熟悉		
	1. 种类及性能			
	2. 制作工艺及应用			
	（五）切削成型全瓷材料	了解		
	1. 可切削长石基陶瓷			
	2. 二硅酸锂基切削陶瓷			
	3. 玻璃渗透切削陶瓷			
	4. 烧结切削陶瓷			
	（六）陶瓷牙	了解		
	1. 种类及性能			
	2. 制造工艺及临床应用			
八、口腔辅助材料	（一）切削、研磨抛光材料	掌握	2	—
	1. 切削材料			
	2. 研磨抛光材料			
	3. 影响机械切削、研磨的因素			
	4. 各种修复体的常用切削和研磨抛光方法			
	5. 电解研磨			
	（二）分离剂	掌握		
	1. 藻酸盐分离剂			
	2. 肥皂水			
	3. 液状石蜡或甘油			
	（三）清洁剂	熟悉		
	1. 义齿清洁剂			
	2. 金属清洁剂			
	（四）焊媒	了解		
	1. 锡焊焊媒			
	2. 银焊焊媒			
	3. 金焊焊媒			

五、大纲说明

1. 本教学大纲主要为口腔修复工艺专业使用，总学时为36学时，其中理论26学时，实训10学时。

2. 教学要求中，掌握是指学生能够熟练应用所学知识和技能，综合分析和解决实际工作中的问题。熟悉是指学生能够基本掌握所学的知识和应用所学的技能。了解是指学生能够理解所学的知识点。

3. 教学建议

（1）课堂理论教学应注意理论联系实际，积极采用现代化的教学手段，组织学生开展形式多样的教学方法，鼓励学生主动参与，使学生加深对教学内容的理解和掌握。

（2）实训教学应充分调动学生学习的主动性、积极性，锻炼学生的动手能力，注意学生专业素质的培养。

（3）学生的知识水平和能力水平应通过平时测验、提问、作业、实训结果和考试等多种形式综合考评。

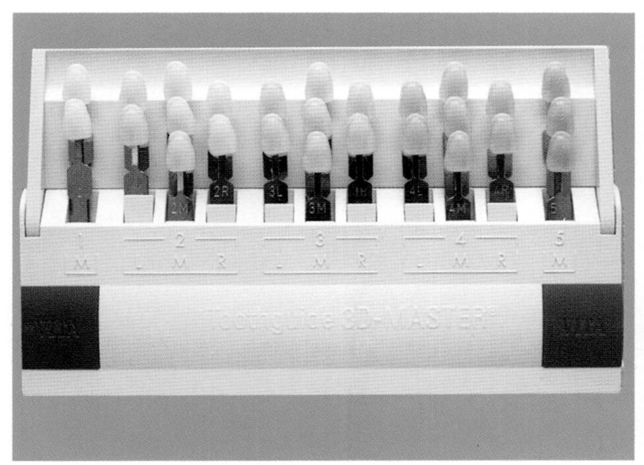

彩图 1　比色板

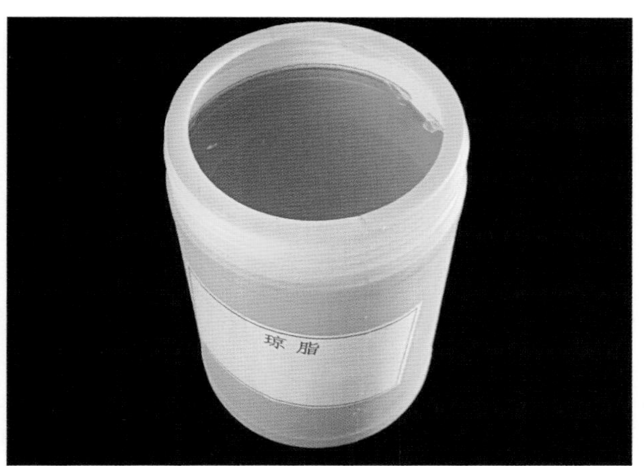

彩图 2　琼脂印模材料

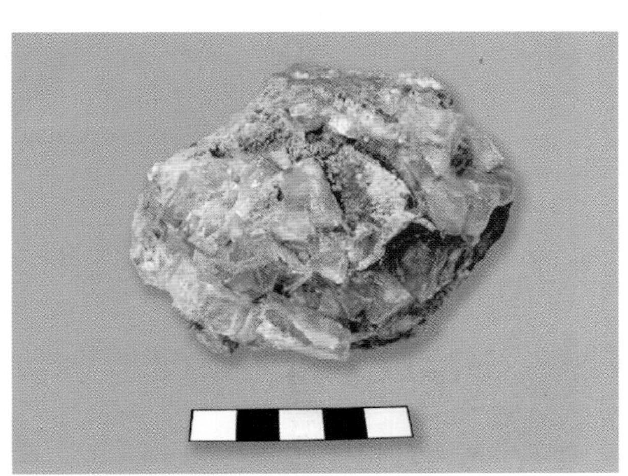

彩图 3　天然石膏矿

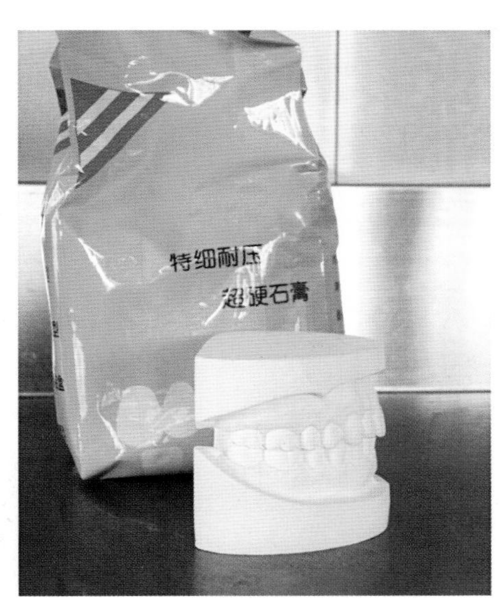

彩图 4　超硬石膏

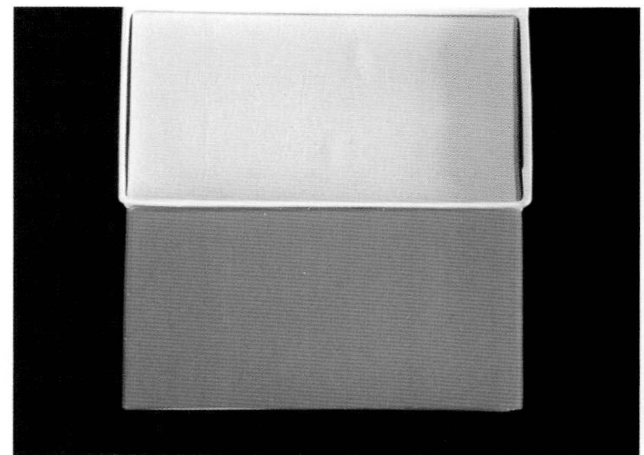

彩图 5　红蜡片

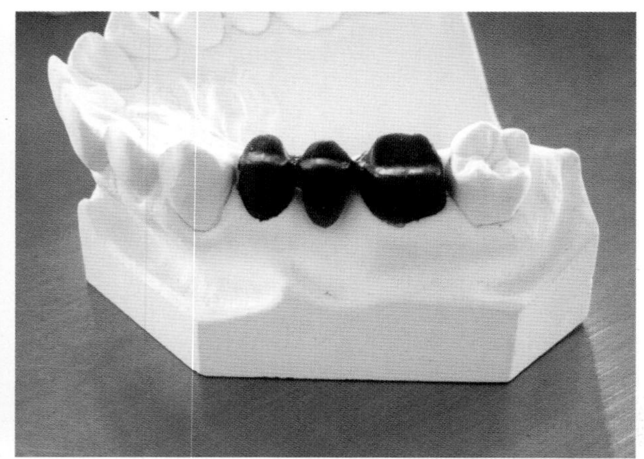

彩图 6　固定修复体蜡型

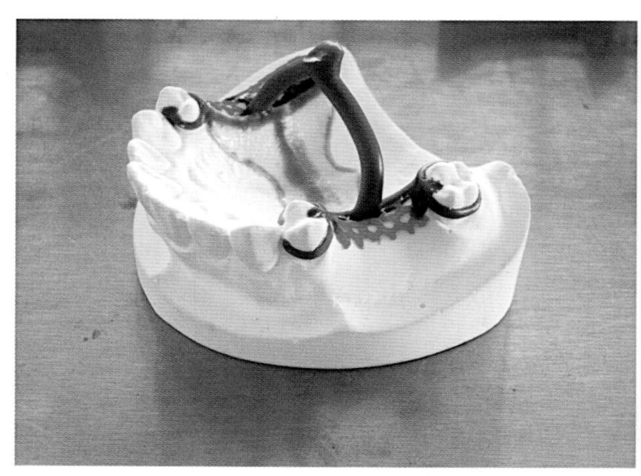

彩图 7　可摘局部义齿金属支架蜡型

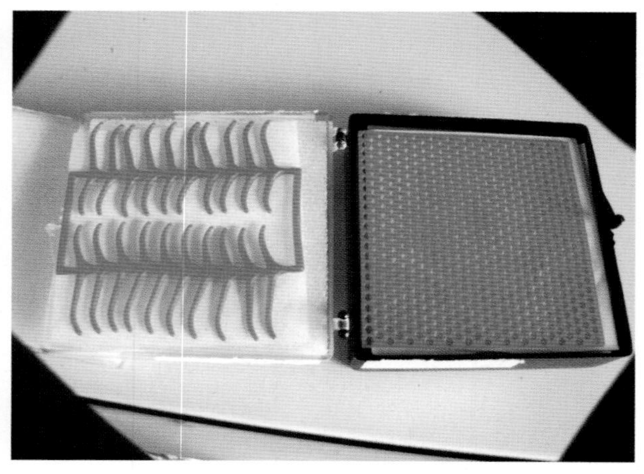

彩图 8　卡环蜡

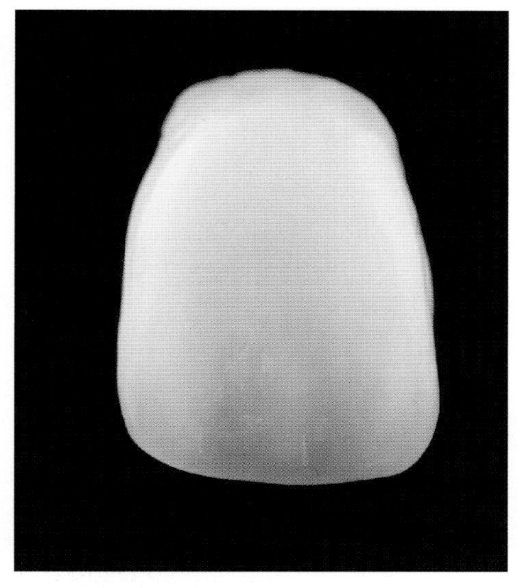

彩图 9　牙色模拟蜡

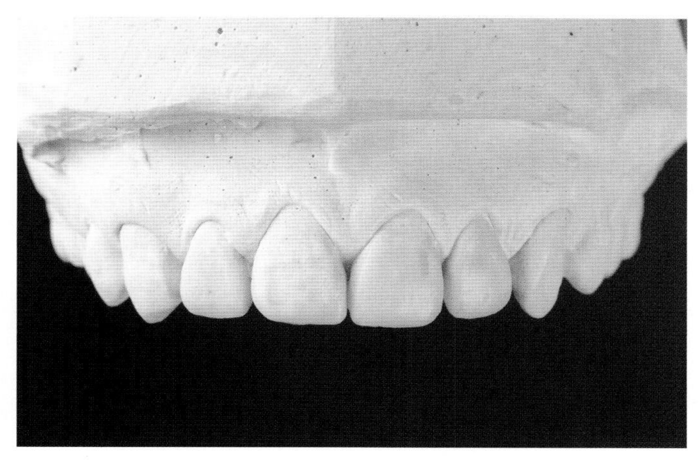

彩图 10　美观诊断蜡型

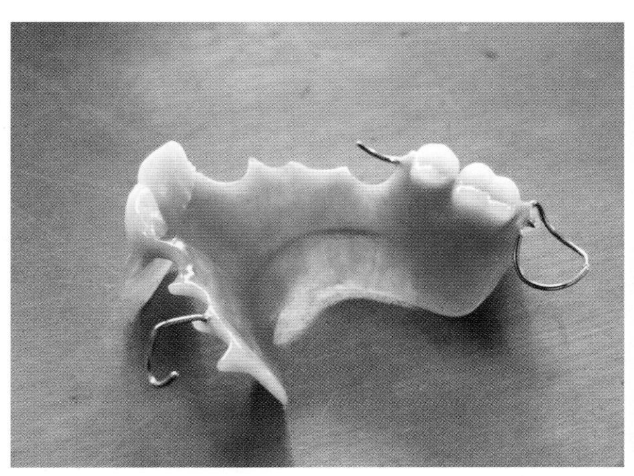

彩图 11　可摘义齿(基托和人工牙)

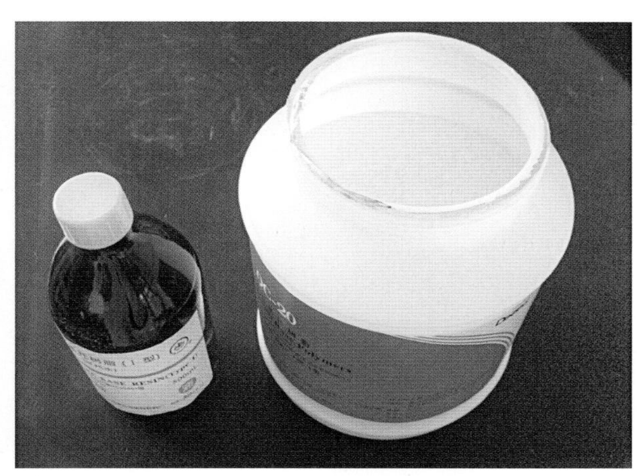

彩图 12　热凝义齿基托树脂(粉和液)

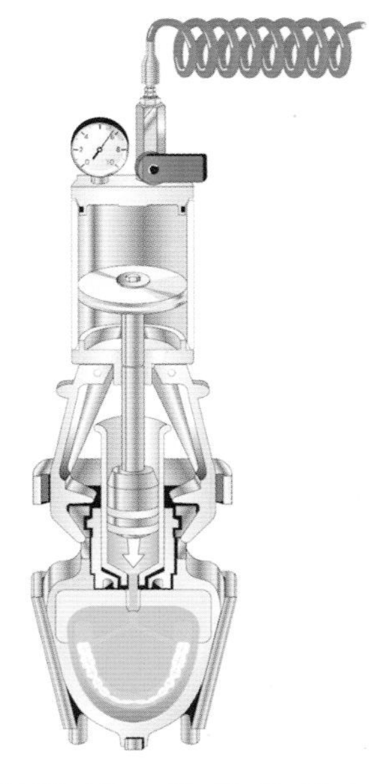

彩图 13　注射成型法制作义齿基托示意图

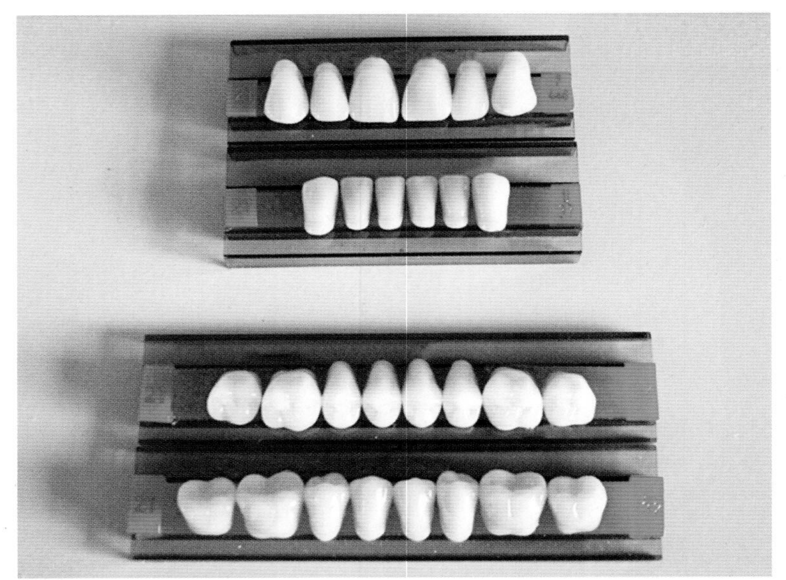

彩图 14　树脂牙

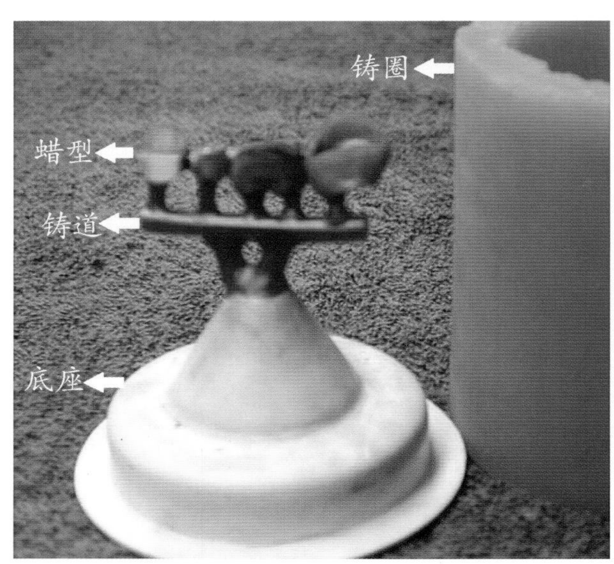

彩图 15　蜡型固定于铸型底座上

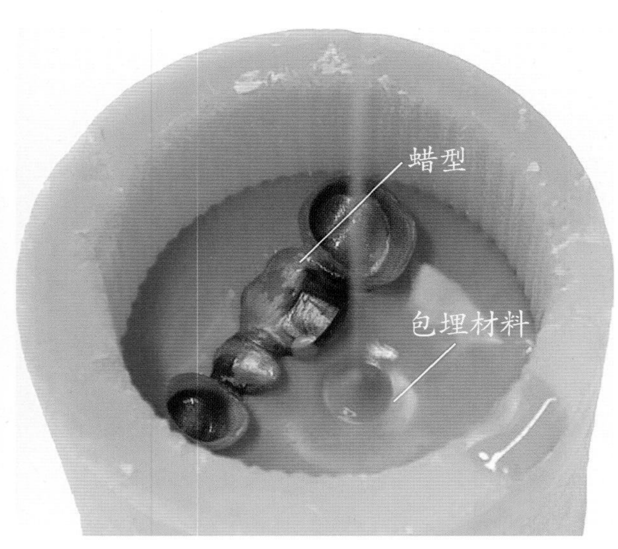

彩图 16　铸圈固定于铸型底座上(内含蜡型)

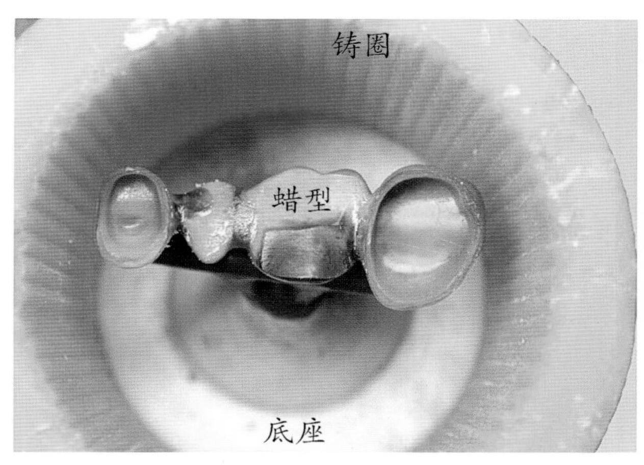

彩图 17　包埋蜡型

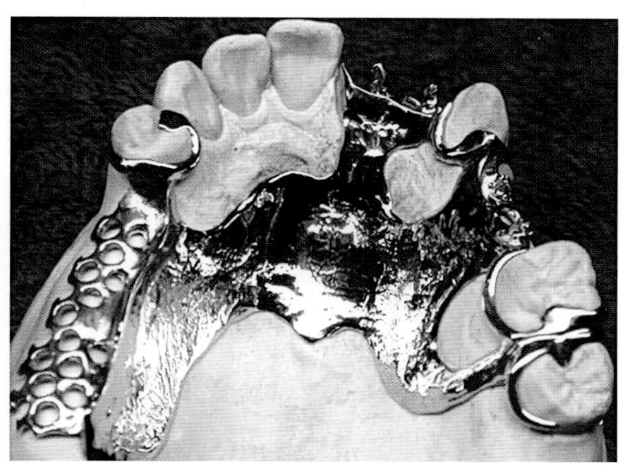

彩图 18　打磨完成的铸件

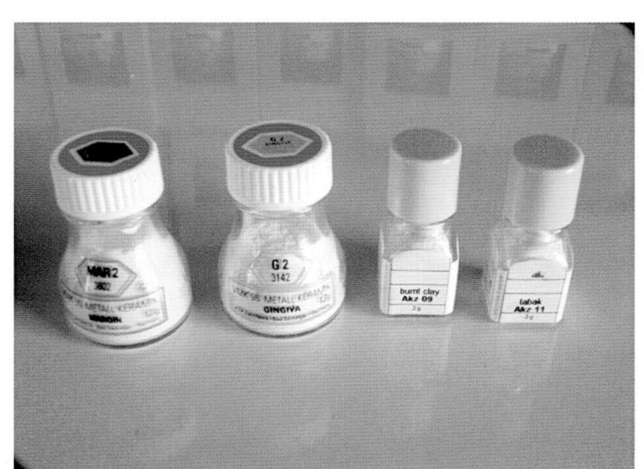

彩图 19　瓷粉

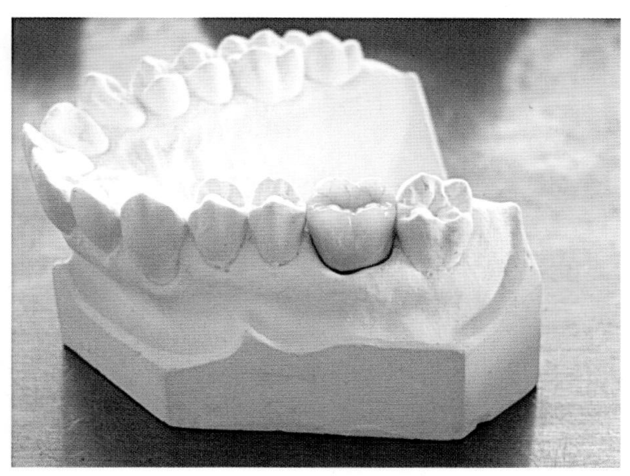

彩图 20　完成的烤瓷熔附金属全冠

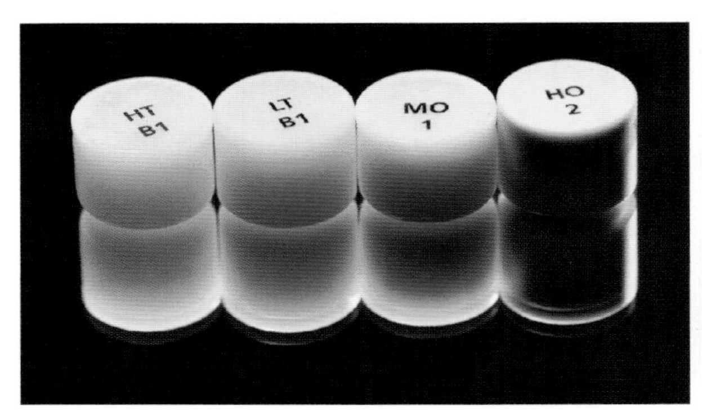

彩图 21　不同颜色及透明度的铸瓷块

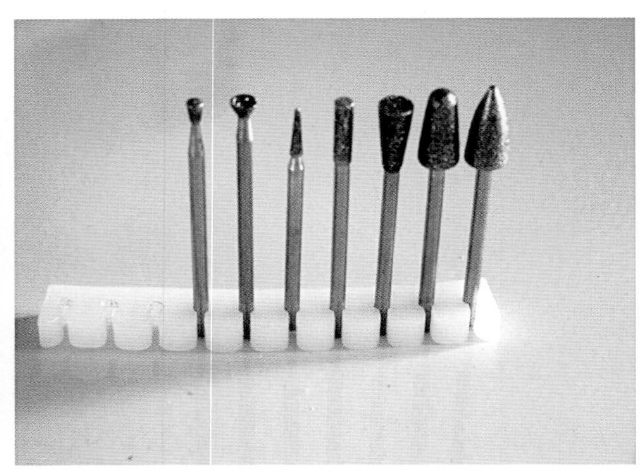

彩图 22　金刚砂磨头

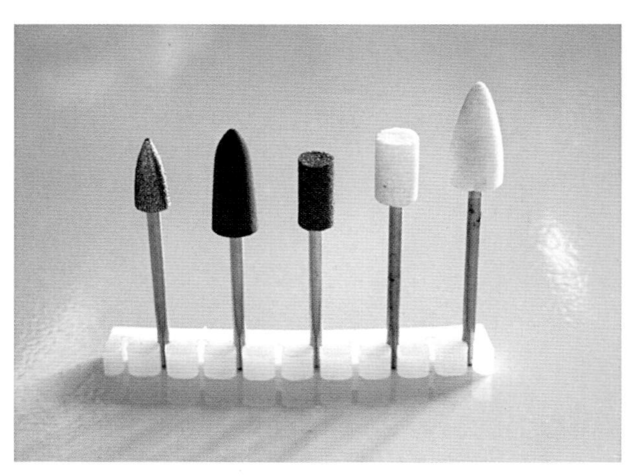

彩图 23　各类磨头

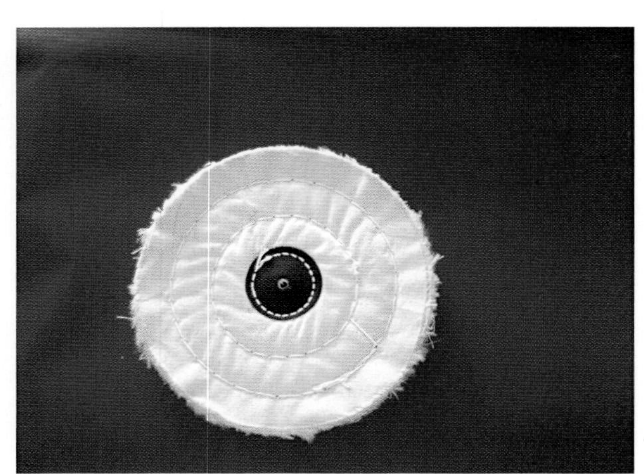

彩图 24　抛光布轮

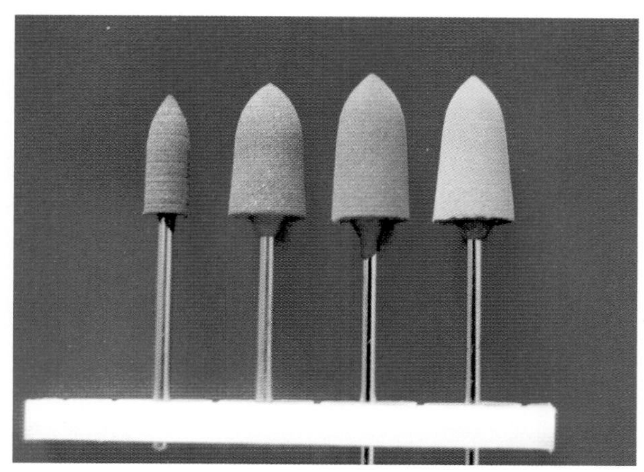

彩图 25　橡皮轮